Feng shui
NO TRABALHO

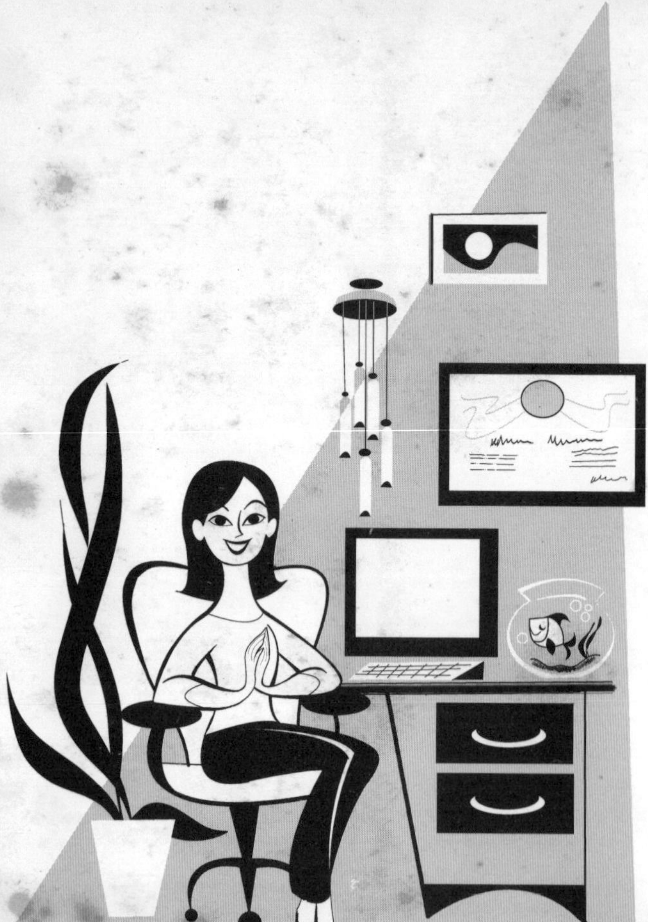

Feng shui
NO TRABALHO

CRIANDO HARMONIA NO AMBIENTE PROFISSIONAL

Darrin Zeer

ilustrações de Frank Montagna

SEXTANTE

Título original: *Office Feng Shui*

Publicado originalmente pela Chronicle Books LLC, São Francisco, Califórnia.

Tradução: Marilena Reginato de Moraes
Preparo de originais: Débora Chaves
Revisão: Masé Sant'Anna, Sérgio Bellinello Soares e Sheila Til
Projeto gráfico: Julie Vermeer
Diagramação e adaptação de capa: Miriam Lerner
Pré-impressão: ô de casa
Impressão e acabamento: Yangraf Gráfica e Editora Ltda.

CIP-BRASIL. CATALOGAÇÃO-NA-FONTE
SINDICATO NACIONAL DOS EDITORES DE LIVROS, RJ

Z48f

Zeer, Darrin
Feng Shui no trabalho / Darrin Zeer; ilustrações de Frank Montagna [tradução de Marilena Reginato de Moraes]. – Rio de Janeiro: Sextante, 2008.
il.

Tradução de: Office Feng Shui
ISBN 978-85-7542-397-4

1. Feng-Shui. 2. Qualidade de vida no trabalho. 3. Sucesso nos negócios. I. Título.

CDD: 133.3337
08-1610 CDU: 133.3

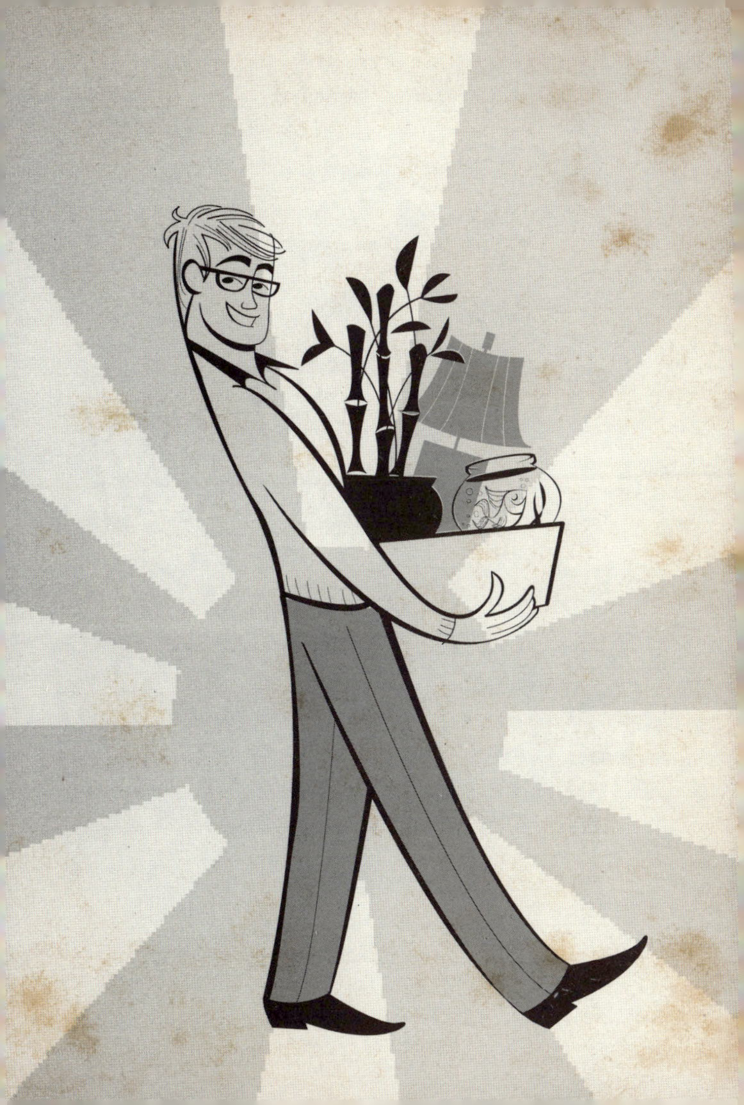

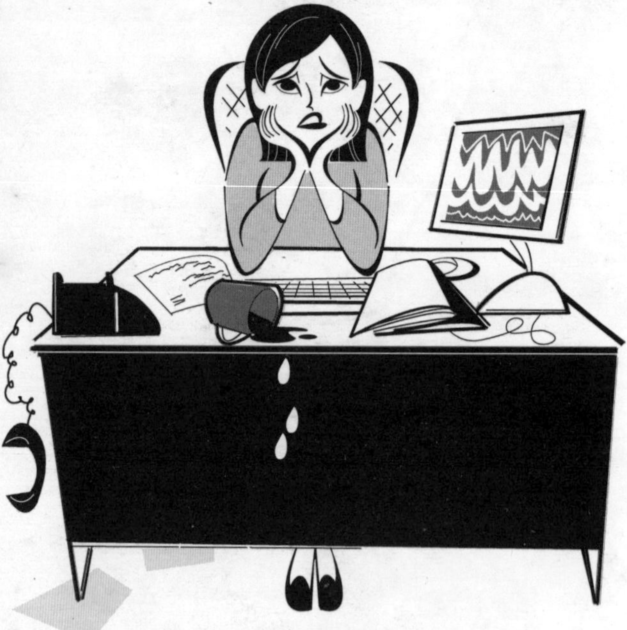

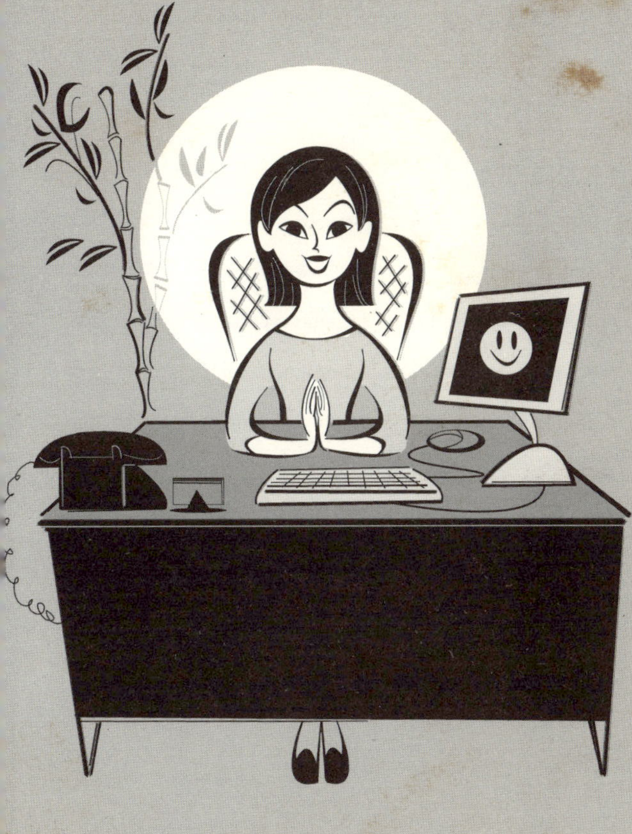

Escritório organizado...

MENTE ORGANIZADA!

SUMÁRIO

GUIA DE AJUDA RÁPIDA

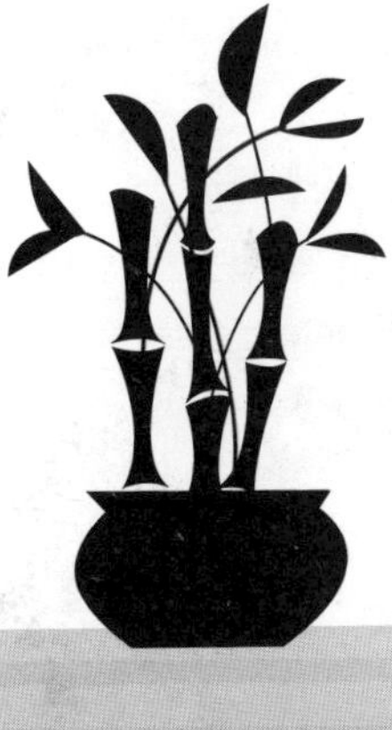

INTRODUÇÃO

E se você se sentisse em casa no trabalho? Como seria?

O trabalho é quase sempre associado a imagens negativas de estresse, tensão, excesso de tarefas e prazos apertados. Como passamos muito tempo no escritório, por que não transformá-lo num ambiente mais agradável? Imagine-se trabalhando em um local que o ajude a relaxar e, ao mesmo tempo, a cumprir suas tarefas. O livro *Feng shui no trabalho* vai lhe mostrar como fazer isso.

Considerada a arte de organizar os espaços com o objetivo de atrair influências benéficas da natureza, o feng shui é uma filosofia criada há cinco mil anos na China. A tradução literal do termo é "vento e água", simbolizando as energias sutis que circulam no ambiente. As forças místicas e criativas do feng shui são razoavelmente simples de serem postas em prática – os custos são baixos e os resultados impressionantes.

Para fazer este guia prático, transformei os princípios da antiga arte chinesa em dicas úteis sobre como organizar seu local de trabalho de modo que ele seja bonito de se olhar, confortável de se usar e favorável a qualquer um que trabalhe ali. Você aprenderá ainda a identificar o melhor lugar para se sentar, como limpar arquivos, arrumar a mesa ou reorganizar todo o escritório.

Também adaptei os diagramas de feng shui para sua mesa de trabalho e para o escritório como um todo. Você vai perceber que algumas das sugestões vão criar mudanças agradáveis e positivas em sua atitude em relação ao trabalho, além de aumentar sua produtividade e proporcionar maior paz de espírito.

Você pode abrir o livro ao acaso, em busca de alívio imediato, ou usar o "Guia de ajuda rápida" (página 9) para saber mais a respeito de um problema específico.

E lembre-se do mantra que simboliza a arte do feng shui: para limpar a mente, limpe o local de trabalho.

CINCO DICAS DE FENG SHUI
PARA O LOCAL DE TRABALHO

1. Cuide do seu escritório. É onde você passa boa parte do dia.

2. Para ter uma nova perspectiva, olhe para o seu local de trabalho como se fosse um visitante.

3. Esteja aberto a mudanças – em você e no ambiente ao seu redor.

4. Preste atenção aos detalhes.

5. Tente implantar as idéias deste livro em seu dia-a-dia, de modo a ter uma rotina de trabalho mais calma e produtiva.

DESMISTIFICANDO
O FENG SHUI

Para entender a arte do feng shui, é importante conhecer as poderosas forças que nos rodeiam.

Em um nível sutil, muito além da nossa capacidade de enxergar, existe uma onda de energia que flui e reflui dentro de nós e à nossa volta. Os chineses chamam essa energia de *chi* (pronuncia-se tchi).

No mundo dos negócios, precisamos prestar atenção ao *chi* do nosso local de trabalho. Um escritório limpo e organizado, com tudo em seu devido lugar, permite que a energia circule de modo que você se sinta livre para planejar seus projetos com calma.

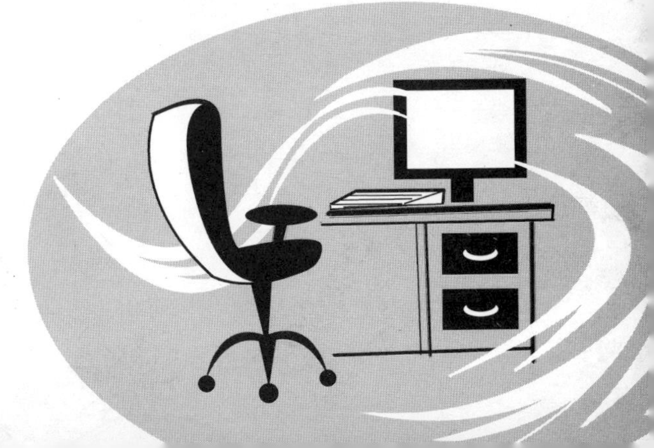

Capítulo 1

FENG SHUI PARA SUA MESA

TRABALHE DE MANEIRA SÁBIA!

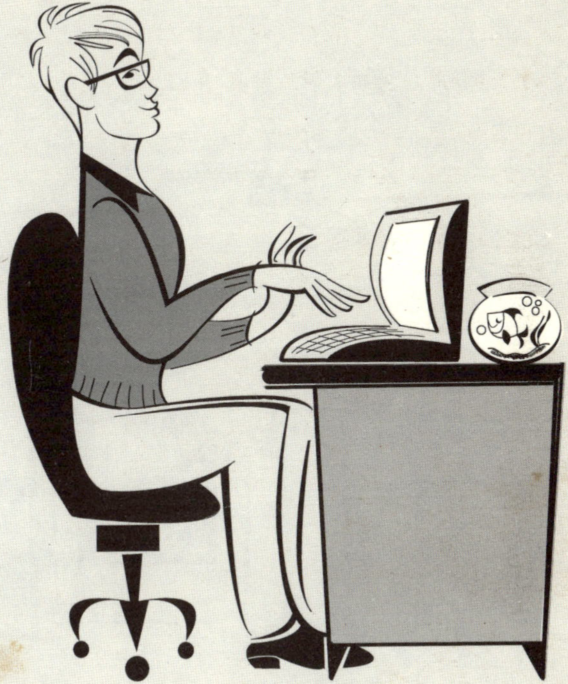

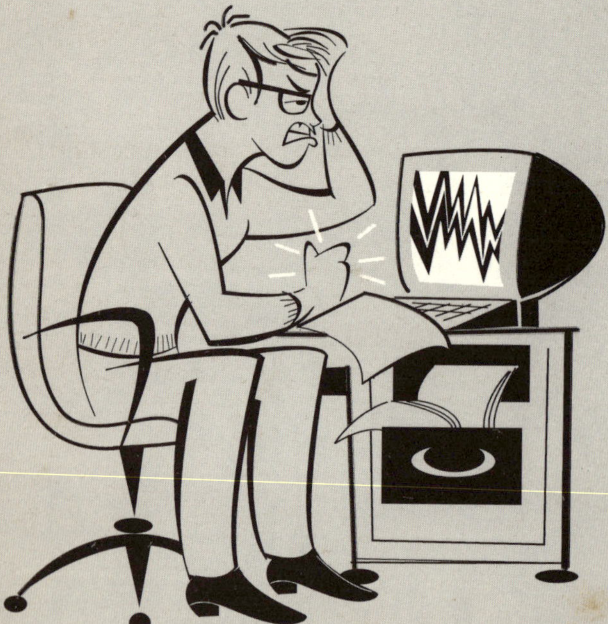

A SÍNDROME DA **MESA BAGUNÇADA**

Manter seu espaço pessoal em ordem permite que o chi *circule e estimula sua criatividade.*

Em algum momento, todos nós sofremos da síndrome da mesa bagunçada. Principalmente em fases de muito trabalho, os papéis se empilham e o caos, aos poucos, se instala. Essa desordem cria estagnação, reduz a eficiência e deixa você desanimado e confuso. Não se aflija – isso é normal, principalmente se for por um período curto.

Em vez de enfrentar a desorganização de uma só vez, pode ser útil e terapêutico fazer pequenas pausas ao longo do dia enquanto coloca as coisas em ordem. Comece a faxina logo cedo, para iniciar o dia com o pé direito, ou estabeleça um dia na semana para arrumar tudo.

> *"Um grande homem lutando contra a adversidade é o maior ato de bravura possível."*
> – Sêneca

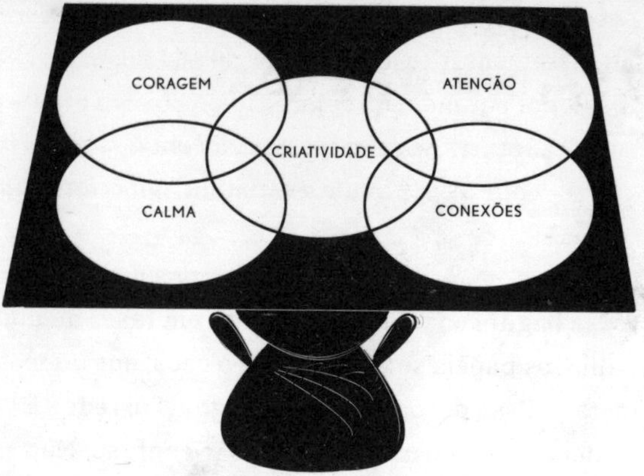

DIAGRAMA DE SUCESSO PARA **A MESA DO TRABALHO**

É na sua mesa de trabalho que – mesmo num espaço limitado – você pode aplicar livremente os princípios do feng shui.

Criei um diagrama de sucesso para a mesa do trabalho, dividido em cinco círculos inter-relacionados. Em cada círculo está um fundamento para se conquistar uma carreira de sucesso: calma, coragem, atenção, conexões e criatividade. Você pode meditar sobre essas áreas de atividades ou ir direto para o item seguinte, "Decore sua escrivaninha", no qual encontrará detalhes sobre como incrementar esses aspectos de sua vida profissional por meio da colocação de objetos em locais determinados, entre outras práticas do feng shui.

Círculo da calma (canto inferior esquerdo da mesa)
Quando você estiver calmo e concentrado, terá sucesso em todos os seus projetos.

Círculo da coragem (canto superior esquerdo)
É preciso coragem para lidar com todos os desafios profissionais que você enfrenta diariamente.

Círculo da atenção (canto superior direito)
Demonstre atenção e consideração por você mesmo e por seus colegas de trabalho.

Círculo de conexões (canto inferior direito)
Quando você se comunica, pode fazer contatos importantes com clientes, colegas de trabalho ou qualquer outra pessoa.

Círculo da criatividade (centro da mesa)
Quando todos os outros círculos estiverem em equilíbrio, sua criatividade será ilimitada. Deixe que essa fonte de energia seja a plataforma de lançamento para seu sucesso.

DECORE SUA **ESCRIVANINHA**

Sugestões para atrair bons fluidos no trabalho.

Para ter inspiração e apoio, você pode adicionar elementos-símbolo do feng shui em certas áreas de sua mesa. Em seus intervalos de descanso, concentre-se no diagrama de sua mesa de trabalho e repita estas afirmações ao longo do dia:

- **Círculo da calma:** *"Fico calmo em todas as situações."*
Se você deseja paz e sabedoria, ponha um ícone religioso ou um postal com uma cena de natureza nessa área.
- **Círculo da coragem:** *"Estou disposto a correr riscos."*
Se você deseja mais prosperidade, coloque uma muda de dólar, um vasinho com lírios da paz ou um aquário nessa área.
- **Círculo da atenção:** *"Cuido de mim e dos outros."*
Se você deseja dar e receber mais atenção, decore esse cantinho com flores ou uma fotografia de sua família.
- **Círculo das conexões:** *"Estou conectado comigo e com os outros."*
Se você deseja aumentar sua base de clientes e ter mais apoio, coloque um pequeno globo terrestre.
- **Círculo da criatividade:** *"Minha criatividade é ilimitada."*
Se você deseja mais sucesso, é essencial que essa fonte de energia esteja em perfeita ordem.

A POSIÇÃO DO **COMPUTADOR**

Seu computador é uma fonte poderosa de energia chi.

Cuide de seu computador, já que ele provavelmente é sua principal fonte de negócios. Coloque-o numa posição em que você se sinta confortável. Talvez não seja possível mudá-lo de lugar, mas dê um jeito de trabalhar de frente para o monitor.

Evite reflexos de luminosidade na tela do computador. Um protetor anti-reflexo e um filtro de radiação podem evitar dores de cabeça e desconforto visual.

Use um apoio para os punhos quando estiver digitando. E fique à vontade para cobrir o monitor com uma capa atraente quando ele não estiver sendo usado.

> *"Resolver um problema*
> *é a melhor maneira de fugir dele."*
> – Anônimo

ORGANIZE SEUS **ARQUIVOS ELETRÔNICOS**

Da mesma forma que sua mesa, a tela de seu computador tende a acumular coisas inúteis.

- Todos os arquivos e pastas devem ser organizados e armazenados de maneira simples e clara.
- Para evitar a sensação de que está sobrecarregado de trabalho, não deixe a caixa de correio ficar cheia. Crie pastas na sua caixa de entrada para organizar e guardar as mensagens recebidas.
- Crie pastas para guardar seus aplicativos.
- Escolha uma imagem agradável como fundo de tela. A cor violeta é uma boa opção, pois traz sorte e acalma a mente.
- Use como protetor de tela uma cena de natureza. Montanhas ou mares dão estabilidade e preenchem a tela do computador com a energia *chi*.

> *"Aquele que pergunta é considerado ignorante por cinco minutos; aquele que não pergunta permanece ignorante para sempre."* – Provérbio chinês

COMUNIQUE-SE
COM EFICIÊNCIA

O telefone é uma das formas mais eficientes de contato com o mundo e uma importante fonte de energia chi.

• Coloque o telefone sobre um tecido de cor vibrante (o vermelho é uma cor de prosperidade). Isso ativa a energia da comunicação e faz com que surjam ofertas e boas oportunidades.

• Mantenha o telefone limpo, como sinal de devoção ao trabalho.

• Coloque o telefone de um jeito que o fio não fique atrapalhando.

• Use fone de ouvido; além de liberar as mãos para outras atividades, é confortável e evita a tensão no pescoço ou no ombro.

• Para trazer sorte, cole uma moeda de pequeno valor (ou uma moeda chinesa) na base do telefone.

• Programe o aparelho com os números mais utilizados e use a função de discagem rápida. É muito mais eficiente.

• Cole no telefone um cartão com palavras de inspiração, como um lembrete para ser amável e atencioso durante as conversas.

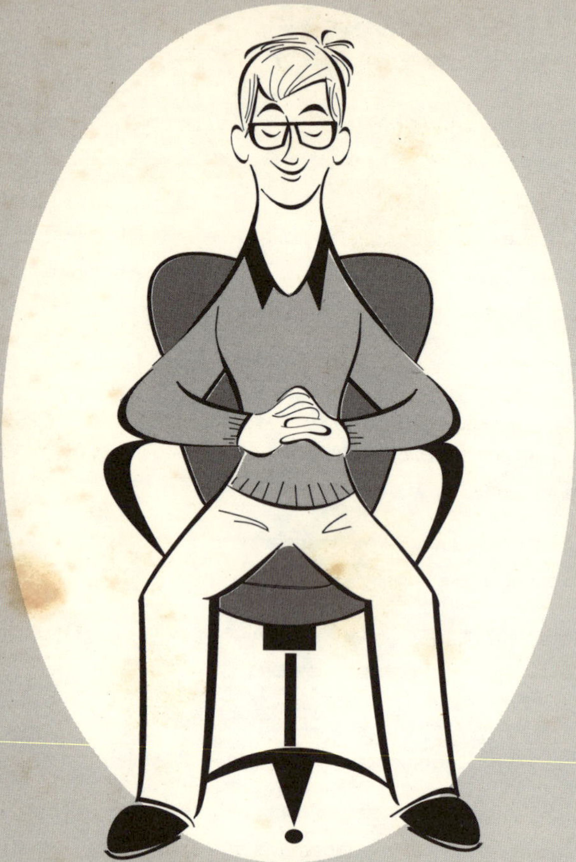

POSTURA ZEN

Quando você fica sentado por muito tempo, sua postura e seu humor podem entrar em desarmonia. A postura de meditação zen alivia as dores musculares e eleva o estado de espírito em segundos.

1 Afaste-se do encosto da cadeira.

2 Endireite as costas e firme o queixo.

3 Braços e ombros devem ficar completamente relaxados. Sinta que seus ombros abaixam a cada respiração.

4 Entrelace os dedos e coloque as mãos sobre a barriga. Sinta que as mãos sobem e descem, no ritmo da respiração.

5 Inspire lenta e firmemente pelo nariz; expire da mesma forma.

6 Não acelere a respiração. O importante é tentar aumentar a quantidade de ar inspirado a cada respiração, alongando-a cada vez mais.

7 Mantenha os olhos relaxados, de preferência abertos, mas sem focar um objeto. Sinta a energia *chi* fluindo por seu corpo.

Pratique esse exercício por alguns minutos nos intervalos entre reuniões e telefonemas.

TAI CHI NA CADEIRA

Balanço reenergizante. Esse exercício vai ajudá-lo a se concentrar em suas tarefas. Você pode fazê-lo enquanto estiver ao telefone, no computador ou a qualquer hora.

1 Sente-se à mesa com os pés firmes no chão.

2 Afaste-se do encosto da cadeira.

3 Erga os calcanhares e passe o peso para as pontas dos dedos, mantendo a posição por um momento.

4 Abaixe os calcanhares e suspenda os dedos dos pés de forma a alongar as panturrilhas.

5 Continue balançando os pés para a frente e para trás, alongando pés e dedos.

Benefício para as costas. Esse exercício vai manter suas costas flexíveis.

1 Sente-se com a coluna ereta.

2 Respire fundo e abra o peito.

3 Ao expirar, relaxe o peito e deixe as costas penderem para a frente.

4 Repita o movimento de alongar e depois relaxar as costas até se sentir aliviado.

TRONO CONFORTÁVEL

Sua cadeira precisa ser aconchegante e confortável

Escolha uma cadeira aconchegante, que o faça se sentir confortável. Um modelo com o encosto largo e acolchoado simboliza poder. É importante que tenha braços, principalmente se você usa muito o computador. A altura dos braços deve manter seus cotovelos em ângulos de 90 graus.

Uma cadeira com um bom apoio para a coluna lombar deixa a postura ereta e ajuda na concentração. A altura do assento deve ser ajustada para que seus pés fiquem apoiados no chão. Se isso não for possível, arranje um apoio para os pés.

Se você não se sente confortável na cadeira da empresa, traga a que você preferir de casa. O conforto vai compensar o esforço e a despesa.

"Um líder é um negociador de esperança."
– Napoleão Bonaparte

DE COSTAS PARA **A PAREDE**

Você se sente sonolento e incapaz de realizar suas tarefas? Provavelmente está sentado de frente para a parede, e isso não é bom. Mude a localização de sua mesa – um posicionamento favorável pode significar a diferença entre o sucesso e o fracasso.

É melhor ficar de costas viradas para a parede do que o contrário. Quando nos sentamos de frente para a parede, a sensação é de confinamento e confronto. Se puder, coloque sua mesa na direção da entrada do escritório.

Quando você fica de costas para a porta, a energia do *chi* fica bloqueada – simbolicamente, é como estar dando as costas para as oportunidades. Sem contar que seu corpo ficará tenso e o pescoço vai doer de tanto você se virar para ver quem está chegando.

O ideal é ter uma visão de toda a sala. Se não puder instalar sua mesa em frente à porta, ponha um pequeno espelho na mesa ou na parede à sua frente para ter uma boa visão da entrada.

> *"A genialidade inicia as grandes obras;*
> *o trabalho as finaliza."*
> – Joseph Joubert

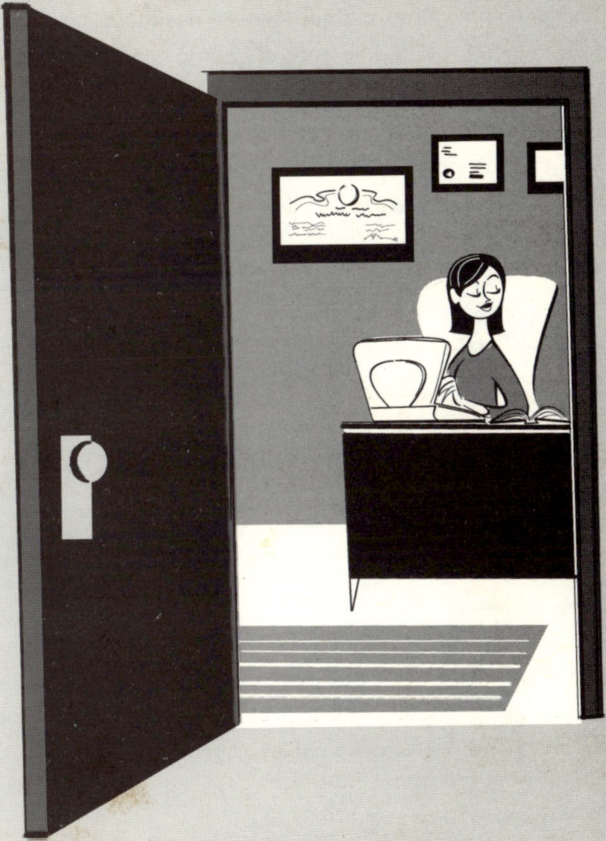

MASSAGEANDO **AS MÃOS**

É importante evitar qualquer tensão nas mãos, nos braços e ombros e no pescoço enquanto você trabalha ao computador. Mesmo com a postura correta, as pausas são importantes para evitar dores musculares. Experimente relaxar com a técnica de tai chi chuan descrita abaixo. Ela vai deixá-lo revigorado para enfrentar a próxima tarefa:

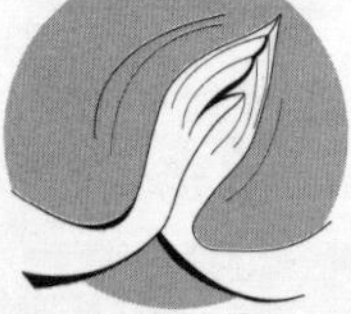

1 Sente-se confortavelmente.

2 Coloque as mãos em posição de oração e respire fundo.

3 Ondule as mãos lentamente, como uma cobra, de um lado para o outro.

4 Sinta os punhos e antebraços se alongarem.

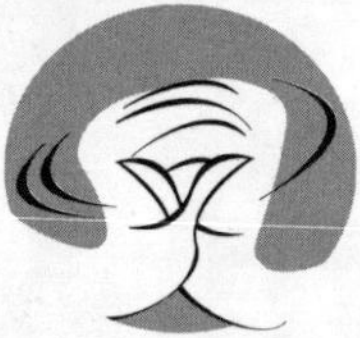

5 Movimente-se em câmara lenta enquanto se acalma.

6 Em seguida, entrelace firmemente os dedos de suas mãos, mantendo os punhos fechados por alguns segundos.

7 Aperte e massageie as mãos e faça movimentos circulares a partir dos punhos.

MANTENHA AS GAVETAS **EM ORDEM**

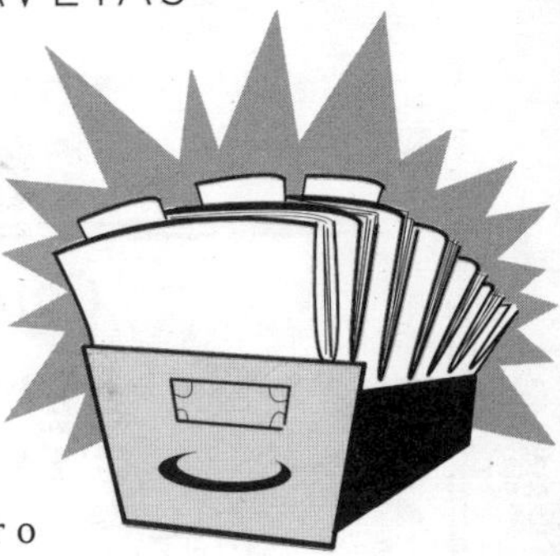

Pelas leis do feng shui, o que está longe dos olhos nem sempre está longe do coração.

O dragão é um antigo símbolo chinês de sorte e riqueza. Por isso, faça circular o sopro do dragão em suas gavetas, mantendo-as em ordem. A bagunça bloqueia o *chi* e isso se reflete em uma sensação de estagnação que afeta seu desenvolvimento profissional.

Com tudo organizado, você vai se sentir mais criativo e menos estressado. E ainda economiza tempo, por não ter de procurar por nada. Quando não souber o que fazer com determinado item, separe-o e coloque tudo em uma gaveta "para resolver depois".

> *"O verdadeiro sábio conhece a extensão da própria ignorância."*
> – Confúcio

Capítulo 2

FENG SHUI PARA ALIVIAR O ESTRESSE

MANTENHA A CALMA!

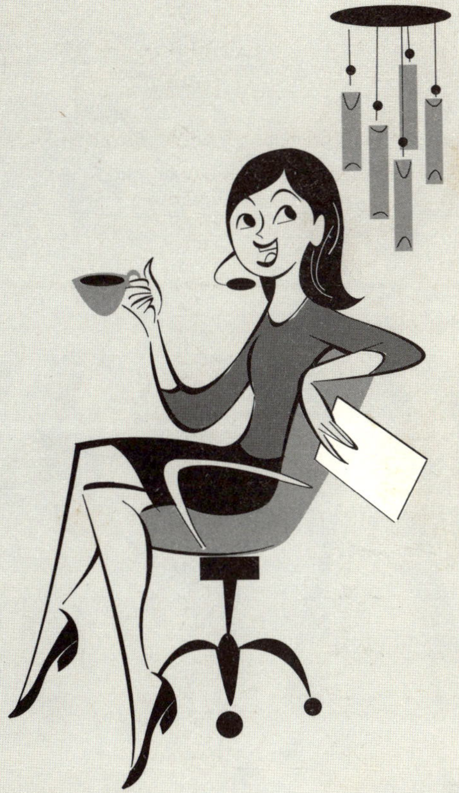

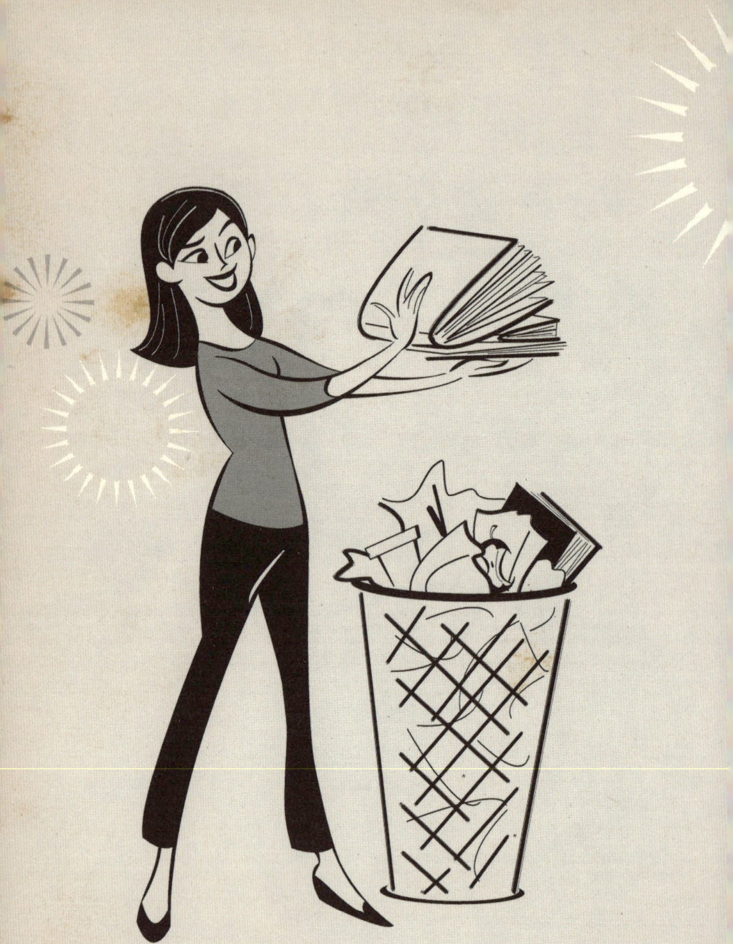

APRENDA A **SE DESAPEGAR**

Jogar fora ou guardar – eis a questão.

Todos nós temos a mania de guardar e acumular objetos e papéis que dificilmente serão usados e que ficam apenas acumulando poeira e ocupando espaço nos armários e gavetas.

Se tivéssemos a garantia de que teríamos mais sucesso, energia, entusiasmo e paz de espírito caso jogássemos fora diariamente todas as coisas inúteis, certamente incorporaríamos esse hábito em nosso cotidiano.

A verdade é que, ao organizar nossa mesa de trabalho, as oportunidades têm mais chances de entrar em nossa vida. Por isso nos sentimos mais leves quando nos livramos do que não precisamos.

Outra medida benéfica: esvazie as latas de lixo todos os dias. Isso mantém a energia liberada. Quando jogamos fora o que é supérfluo, abrimos espaço para o sucesso e o bem-estar.

> *"O objetivo de ontem será o ponto de partida de amanhã."*
> – Thomas Carlyle

UMA ATITUDE **POSITIVA**

Mude seu comportamento e encontre o caminho que leva à realização

Se você está atormentado por sentimentos de negatividade e preocupação, reserve um tempo para mudar sua maneira de pensar. A repetição regular de afirmações positivas pode direcionar seus pensamentos de volta ao caminho certo.

Imagine que você é seu próprio treinador interior. Não tenha vergonha de torcer por você mesmo. Tente repetir alguma coisa como: "Hoje vou ficar calmo, ser confiante e atencioso com todos." Se exercitar também é um ótimo remédio para a mente. Faça uma caminhada, pedale, prefira a escada ao elevador, enfim, mantenha-se ativo, física e mentalmente, para evitar que sua energia fique estagnada. Se estiver trabalhando no escritório, faça um intervalo e mexa-se.

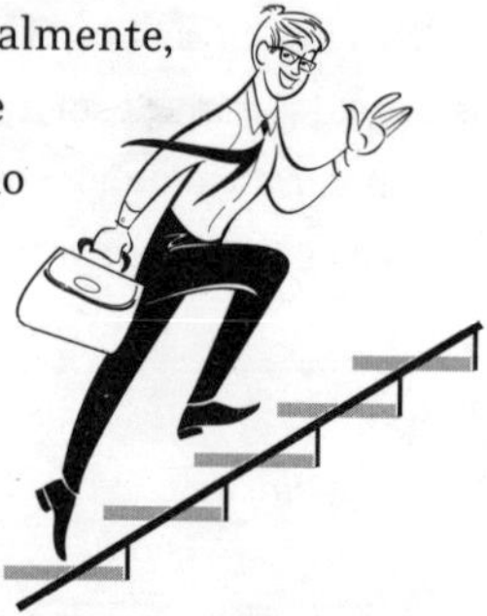

"É capaz quem se acha capaz." – Buda

O *CHI* DA **COMUNICAÇÃO**

Quando conversar com um colega de trabalho ou um cliente, lembre-se de que a comunicação transcende as palavras.

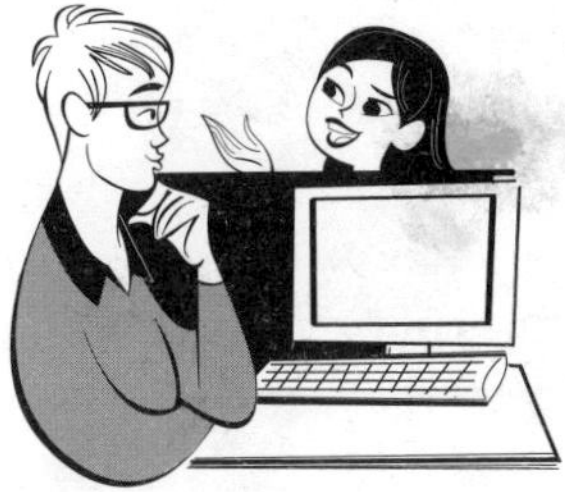

A comunicação é uma dança do *chi* entre duas ou mais pessoas. Se uma ou todas estão frustradas, isso vai bloquear a troca. Peça feedback. Ouça com atenção e fale pausadamente, com clareza e objetividade. Isso vai estimular o entendimento e criar uma conversa agradável.

Em vez de enviar e-mails a seus colegas, movimente a energia *chi* no escritório – dê uma volta e fale com todo mundo pessoalmente. Essa é uma boa maneira de relaxar e sair um pouco de sua mesa. Além disso, cria uma atmosfera mais amigável com seus colegas de trabalho, diminuindo os problemas de comunicação.

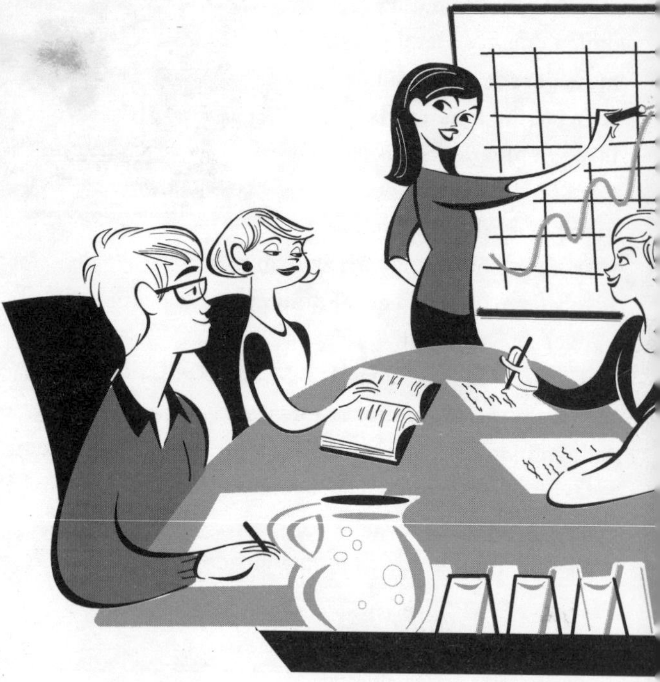

SABEDORIA DE EQUIPE

Uma sala de reunião conscientemente arrumada é a chave para um brainstorm bem-sucedido.

Encontros bem-sucedidos exigem um bom trabalho de planejamento. Para criar um ambiente zen, é preciso pensar em cada detalhe em termos de conforto e bem-estar.

Organize as cadeiras da sala de reunião de modo que a distância entre elas seja idêntica e certifique-se de que a mesa e o quadro que será usado para a apresentação estejam impecáveis, sem vestígio de lixo ou bagunça. Disponibilize água para todos os participantes e programe intervalos para pequenos lanches (café e biscoitos).

Os participantes vão sentir a diferença e produzir resultados melhores. Sugira que todos troquem de lugar a cada intervalo. Essa "dança das cadeiras" ajuda as pessoas a manterem o foco.

> *"Se você conseguir se controlar na hora da raiva, vai evitar 100 dias de lamentação."*
> – Provérbio chinês

HARMONIZANDO **A RESPIRAÇÃO**

Respirar profundamente pode, em segundos, transformar relacionamentos e ambientes estressantes.

Respirar fundo vai ajudar você a se preparar para o próximo projeto urgente na sua agenda de trabalho. Para ser bem-sucedido, você precisa diminuir a tensão e se organizar internamente. É o caminho mais rápido para equilibrar sua energia.

- Se estiver se sentindo tenso... respire lenta e profundamente.
- Se estiver se sentindo sonolento... respire profunda e vigorosamente.
- O primeiro passo em qualquer situação é respirar fundo para alcançar a calma e a clareza.
- Não importa a situação... respire fundo antes de entrar em ação.

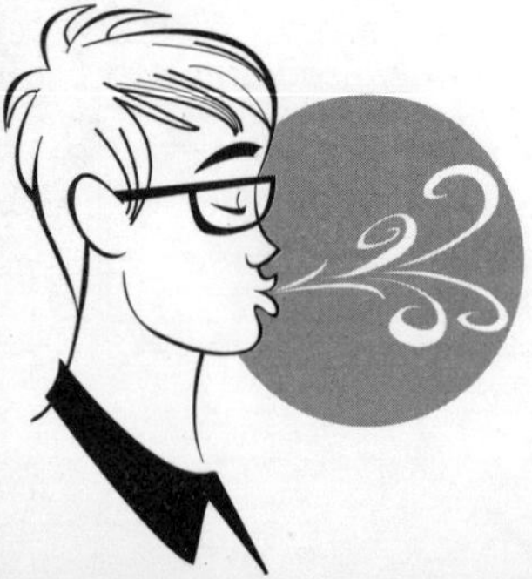

"O heroísmo consiste em agüentar um minuto a mais."
– Provérbio norueguês

ALIMENTOS **YIN E YANG**

Seu corpo precisa de combustível para manter o chi *interno circulando.*

A medicina oriental classifica os alimentos pelos seus níveis de *chi* e pela capacidade de influenciar nossos humores e nossa criatividade. Os alimentos yang aquecem e têm efeito energizante; os yin são refrescantes e calmantes.

Alimentos "vivos", como frutas, vegetais e nozes, têm o maior nível de *chi* e são adequados para um lanche rápido e saudável. Evite comidas ricas em açúcar que provocam sonolência e pensamentos confusos. Chás de ervas, água, sucos e castanhas são maneiras rápidas de ajudar a manter o *chi* equilibrado.

Alimente-se diversas vezes ao dia, preferindo pequenos lanches a refeições pesadas. Saladas, frutas e massas são alimentos yin e, por isso, devem ser consumidos crus ou levemente cozidos. Carne, frango, peixe, raízes e sopas estão entre os alimentos yang, que são mais bem digeridos quando cozidos. A maneira mais rápida de revitalizar o *chi* interno é beber oito ou mais copos de água diariamente.

UMA XÍCARA **DE CHÁ**

Bebidas quentes tranqüilizam e acalmam o corpo.

Na China, a saúde se baseia em três chás: verde, de ginseng e de gengibre. Eles são calmantes e fazem com que a pessoa se sinta saudável e energizada. Cada um deles tem suas propriedades curativas. Para manter o bem-estar físico e mental, explore os benefícios desses chás.

- O CHÁ VERDE é uma fonte natural de oxidantes. Poderoso estimulante, favorece a concentração.
- O CHÁ DE GINSENG é celebrado há séculos como protetor do sistema imunológico.
- O CHÁ DE GENGIBRE é pura energia. Muito usado na cura de resfriados, pois ajuda a limpar o sistema respiratório.

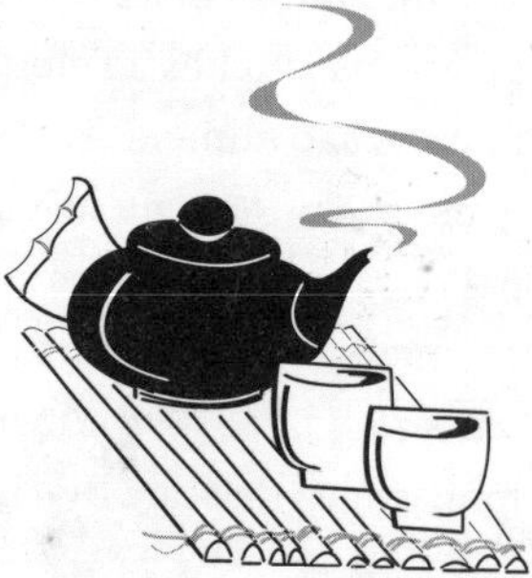

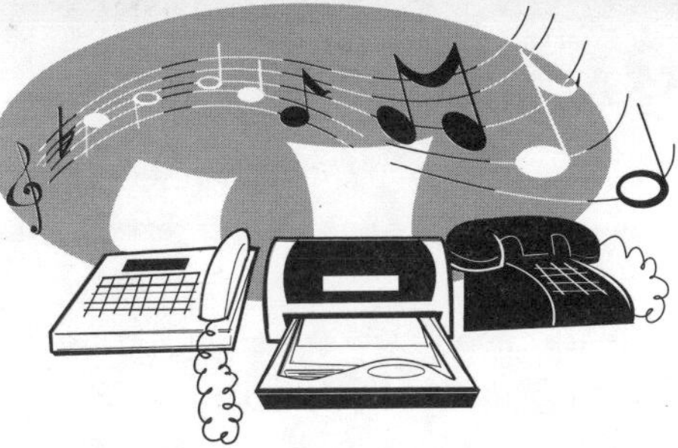

O PODER DA **MÚSICA**

Os ruídos do escritório, com suas campainhas de telefone estridentes e incômodas, muitas vezes provocam tensão e ansiedade.

Para equilibrar a poluição sonora no ambiente de trabalho, ouça uma música calma e em volume baixo. Você pode colocar um CD de música new age ou instrumental, de preferência que reproduza sons tranqüilizantes de ondas do mar, de chuva ou de vento soprando.

Se não for permitido, use um objeto que produza um ruído neutro – um relógio com um carrilhão, uma fonte de mesa ou um ventilador – para harmonizar.

> *"Se não encontrar um caminho, eu faço um."*
> – Aníbal de Cartago

PRESSÃO NA DOSE CERTA

O chi *flui internamente em nossos corpos como a água corre na natureza.*

Se você se sente imobilizado ou estagnado, tem de estimular alguns pontos de do-in para que a energia volte a circular. Essas técnicas também ajudam a aliviar a tensão e o estresse diários no escritório. Experimente os exercícios abaixo em ambas as mãos:

Ponto de relaxamento. Pressione o polegar no meio da palma da mão oposta, logo abaixo dos dedos médio e anular. Respire fundo, relaxe e prenda a respiração por alguns momentos. Repita algumas vezes.

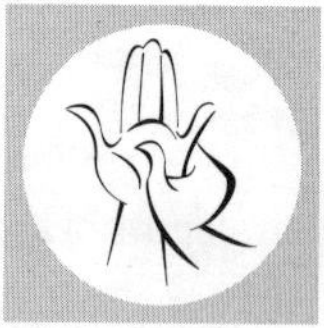

Livrando-se dos aborrecimentos. Pressione com o polegar o ponto entre o polegar e o indicador da mão oposta. Relaxe o corpo e respire calmamente por alguns segundos. Mantenha o ponto pressionado com firmeza e aos poucos deixe que os ombros relaxem cada vez mais a cada respiração.

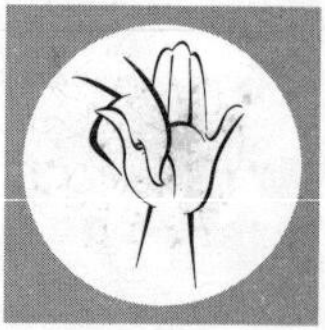

O ESPELHO MÁGICO

Use espelhos para facilitar a circulação do chi *em espaços estagnados ou para dispersar o excesso de energia acumulada.*

Espelhos aumentam a sensação de espaço e de tranqüilidade. Você pode colocar espelhos onde quiser, apenas evite pendurá-los um de frente para o outro, pois o *chi* bate e volta, criando um ambiente confuso em termos energéticos.

Também não é recomendável pendurar um espelho diante de uma porta ou janela, pois o *chi* se dispersa e sai do ambiente. Paredes revestidas com placas espelhadas também não atraem boas energias; elas fragmentam o *chi* e o refletem de maneira caótica.

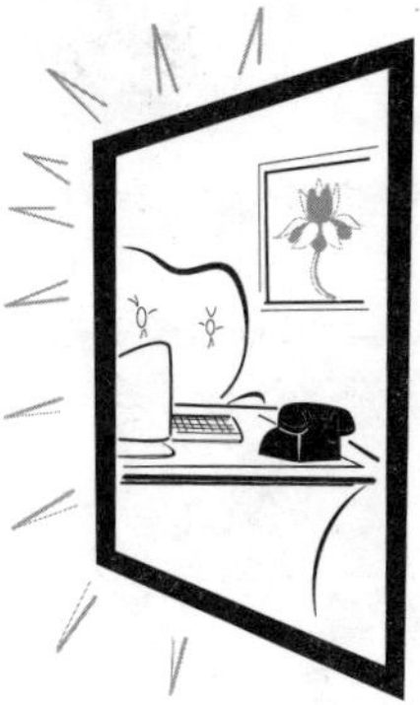

Todo espelho deve ser colocado a uma altura que não corte o alto da cabeça das pessoas nele refletidas.

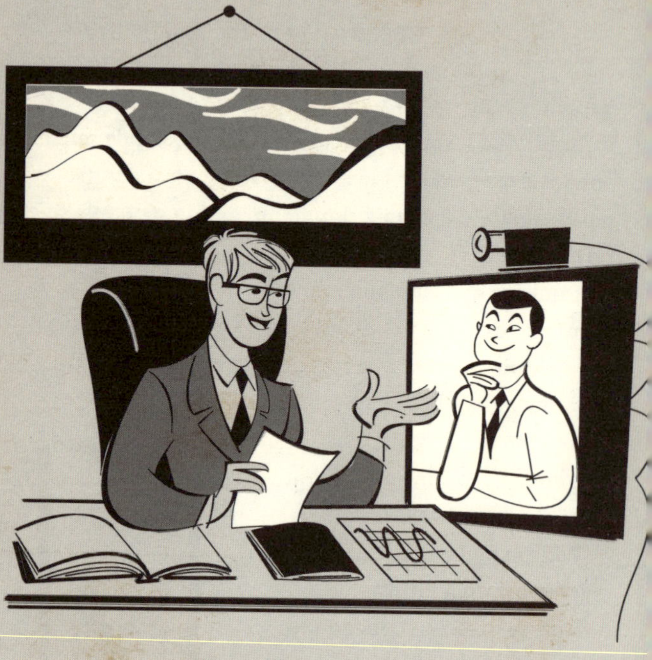

O **CENÁRIO** IDEAL

A antiga filosofia do feng shui diz que o lugar ideal para se viver é a barriga do dragão – um espaço simbólico em que a casa está protegida por montanhas na parte de trás e por colinas nas laterais, sendo que a frente da casa dá para o mar. Veja como replicar essa simbologia no escritório:

Montanha de apoio. Uma foto de montanhas colocada atrás da cadeira funciona como uma parede de apoio simbólica. Você se sentirá mais confiante tendo as montanhas como base. Por outro lado, não se recomenda esse tipo de cenário (montanhas, colinas ou grandes construções) diante da mesa de trabalho, pois ele simboliza desafios intransponíveis e obstáculos que podem bloquear você e seus projetos.

Reflexos de água. A água garante calma e reflexão. No escritório, basta colocar uma foto ou gravura na mesa ou na parede – à sua frente ou ao seu lado, nunca atrás de você, pois as águas podem "levar embora as oportunidades". Cenas de rios, quedas-d'água e lagos são uma poderosa fonte de energia e símbolo de abundância e saúde.

Capítulo 3

FENG SHUI PARA A PROSPERIDADE

ACREDITE NO SUCESSO!

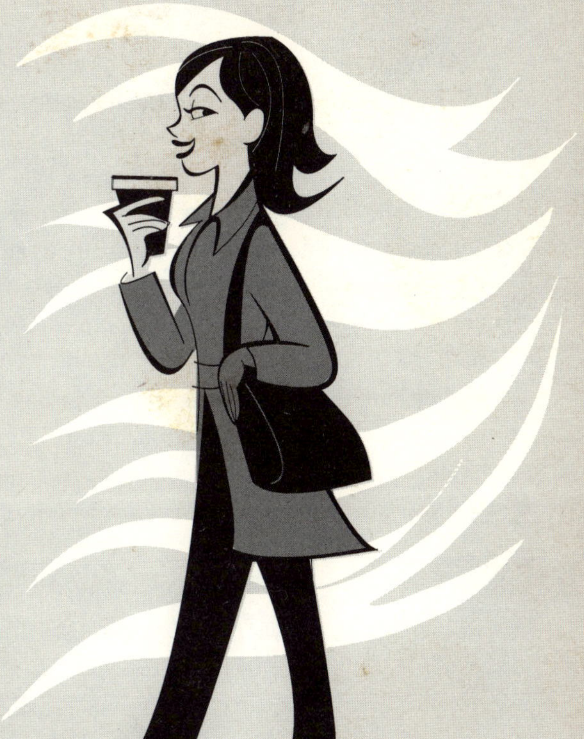

FONTE DE ENERGIA
PARA A PROSPERIDADE

Quando o volume de trabalho for grande, faça uma pausa e medite diante de sua mesa de trabalho.

Deixe um espaço vazio no meio de sua mesa; isso ajuda a recuperar a concentração e a calma. No diagrama de sucesso para a mesa do trabalho (página 18), o centro da mesa é o local da criatividade. Concentre-se nesse ponto enquanto inspira e expira calmamente, sentindo o corpo se expandir e se contrair.

À medida que você relaxa, visualize o sucesso de seus projetos. Quando sentir que sua confiança está fortalecida, retome suas tarefas, lembrando-se de que está trabalhando sua energia criativa para a prosperidade.

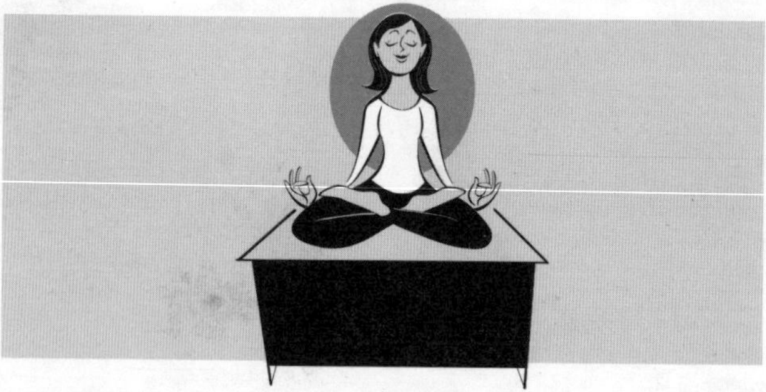

SEU GUARDA-ROUPA REVELA SUAS EMOÇÕES

Vista-se para o sucesso!

O *chi* pessoal ultrapassa os limites do corpo e provoca impactos em todos os contatos que fazemos ao longo do dia. Você pode não ter consciência disso, mas, quando escolhe a cor da roupa que vai usar, está enfatizando o tipo de atmosfera que quer transmitir às pessoas.

De acordo com a filosofia do feng shui, verde transmite confiança, cinza significa liderança, azul inspira a criatividade, amarelo e marrom passam um sentimento de proteção, branco irradia vivacidade, vermelho tem o impacto da paixão, tons de creme são calmantes e roxo atrai a atenção.

Da próxima vez que abrir o armário, observe suas roupas favoritas e as que raramente usa. A razão disso? Simples. Algumas roupas deixam de representar quem você é hoje e, por isso, acabam encostadas no armário. Livre-se delas.

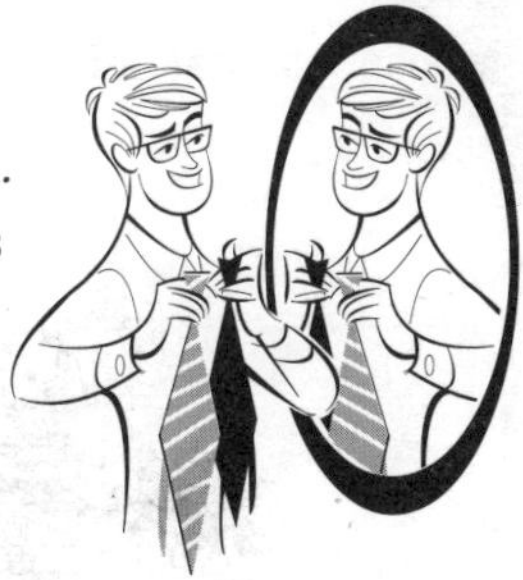

UM PROFISSIONAL **NOTA 10**

Quando você está ocupado e fazendo muitas coisas ao mesmo tempo, é natural que se sinta estressado e sobrecarregado ao longo do dia.

Está na hora de se livrar da bagunça e das pilhas de papel que entulham o escritório. Sua criatividade é acionada no momento em que você começa a limpar arquivos e gavetas.

Continue arrumando suas coisas, jogando fora o que não é mais necessário e renovando o material de escritório (blocos, canetas, pastas, etc.) até que sua mente se reorganize. Quando você assume uma postura segura e confiante, milagres podem acontecer.

Arrume e organize suas gavetas e armários quantas vezes forem necessárias – o importante é você se sentir um profissional nota 10.

> *"A honra não consiste em nunca cair, mas em levantar cada vez que se cai."*
> – Confúcio

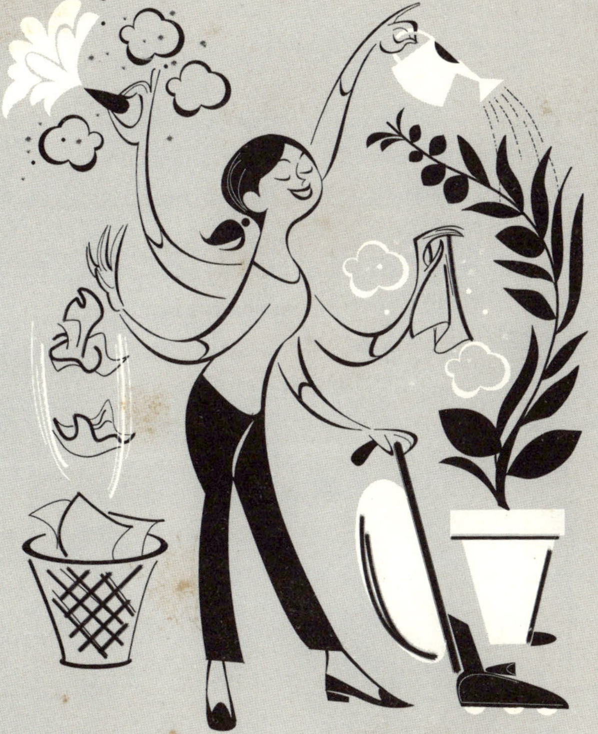

EQUILÍBRIO NAS **CONTAS PESSOAIS**

Uma agenda de pagamentos desorganizada pode minar suas finanças e causar muitos problemas.

Seja amigo de suas contas, trate-as com respeito e mantenha tudo em ordem em um arquivo ou uma pasta. Saiba o valor de sua dívida, o vencimento de cada conta e não perca os prazos de pagamento.

Quanto a empréstimos e compras no cartão de crédito, tente pagar sempre os menores juros possíveis. É bom para seu cadastro de crédito e melhor ainda para o equilíbrio de suas finanças.

Não subestime os detalhes em qualquer aspecto da vida, especialmente no que se refere a seu dinheiro.

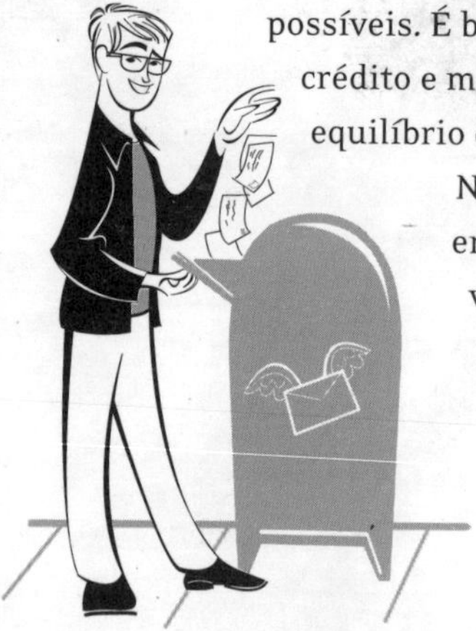

TENHA CUIDADO COM
A BOLSA E A CARTEIRA

Mantenha seu dinheiro organizado
e a bolsa sempre fora do chão.

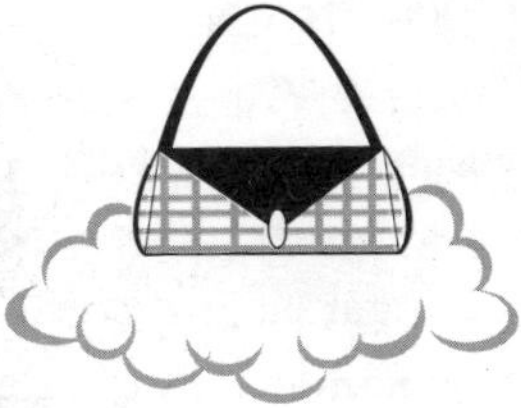

Para haver mudanças positivas nas suas finanças, é necessário respeitar o dinheiro, mesmo as moedas. Compre um porta-níqueis pequeno e bonito (preto é uma cor auspiciosa) e mantenha as notas organizadas.

Simbolicamente, notas amassadas ou soltas na bolsa demonstram falta de cuidado com o dinheiro. Quando sua vida financeira está em ordem, você se sente mais seguro. Perceba como esses pequenos cuidados podem resultar em um relacionamento mais harmonioso com suas finanças.

> *"O dinheiro é um bom servo,*
> *mas um mau senhor."*
> – Henry Bohn

MOEDAS DA **SORTE**

Os chineses atraem a prosperidade usando três moedas como objetos de decoração.

O número três chama a sorte. Colar três moedas na caixa registradora, no cofre em que guarda dinheiro ou no bloco de pedidos da empresa pode aumentar a sorte em seu negócio. Outra opção é embrulhar três moedas (de qualquer país) num pano vermelho, colocando-o em um lugar onde deseja que o *chi* circule mais abundantemente. Esse é o tipo de ação que o coloca no caminho da prosperidade.

Para energizar contratos ou arquivos importantes, coloque-os em pastas decoradas com moedas ou outros símbolos de riqueza – uma cédula, a fotografia de algo elegante ou uma cena impactante da natureza.

Se estiver caminhando e vir uma moeda no chão, pegue-a. Pode ser sua moeda da sorte.

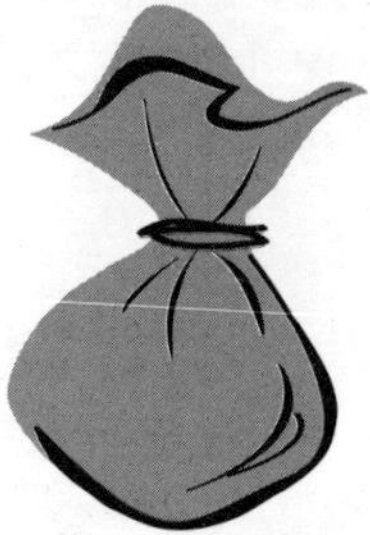

PLANTAS ESTIMULAM A ALEGRIA E A ABUNDÂNCIA

Onde a natureza floresce, as pessoas também florescem.

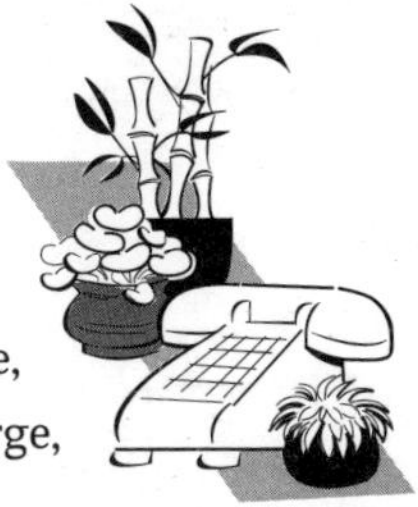

As plantas são uma das formas mais comuns, práticas e atraentes de o feng shui trazer riqueza. Espalhe vasos pelo escritório para estimular a alegria e a abundância. Bambus da sorte, árvores da felicidade, espadas-de-são-jorge, sempre-vivas e suculentas são espécies famosas por atrair prosperidade.

É importante regá-las todo dia e mantê-las bonitas e saudáveis. Plantas mortas podem causar estagnação e má sorte. Quando estão viçosas, elas espalham uma energia *chi* ativa e positiva. Se a planta estiver em um vaso vermelho, vai atrair ainda mais ganhos. Coloque-o no departamento que estiver precisando ser revitalizado.

> *"Você, como tudo no universo, merece amor e afeição."* – Buda

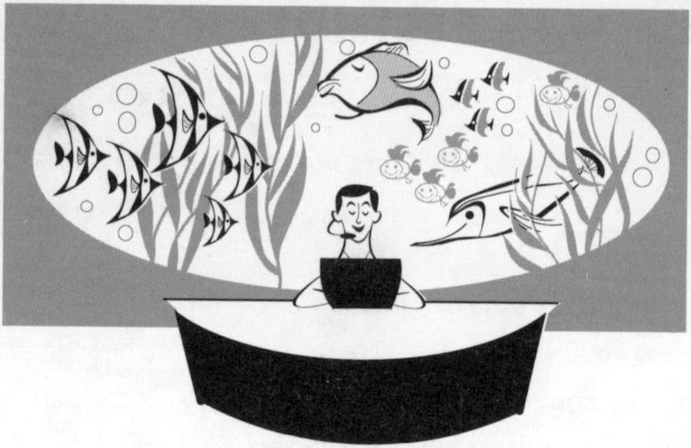

O PODER DA **ÁGUA**

Um aquário e uma pequena fonte na mesa podem lhe trazer muita sorte na carreira.

É importante não exagerar – água demais em um espaço reduzido pode diminuir a criatividade. Uma pequena fonte pode ser uma bela idéia para decorar sua mesa. O movimento e o som da água são tranqüilizantes. Mas não a deixe secar e mantenha a água sempre limpa.

Um aquário intensifica o efeito estimulante da água. Se seu objetivo for aumentar as vendas, instale um aquário grande na entrada do escritório, ilumine-o e veja como ele pode contribuir para o sucesso dos negócios.

COMPARTILHANDO
O FENG SHUI

Levando abundância e prosperidade a outras pessoas, você verá seu próprio sucesso acontecer.

As pessoas florescem quando recebem presentes e são tratadas de forma gentil. Surpreenda seu colega de trabalho com flores. Ajude-o a organizar as gavetas. É divertido colocar em ordem a bagunça alheia.

Às vezes as pessoas são apegadas demais a coisas antigas – é necessário um empurrãozinho amigo para se livrarem de suas tralhas.

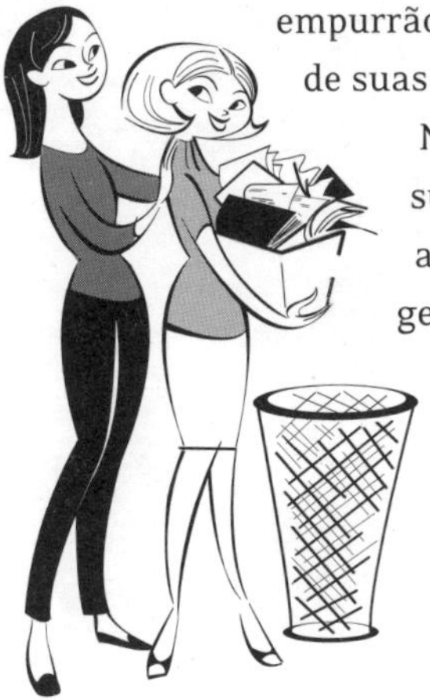

Não se surpreenda se surgirem novas oportunidades a partir de seus atos de generosidade. Coisas boas acontecem quando as pessoas "se livram do velho e saúdam o novo".

Capítulo 4

FENG SHUI PARA TODO O ESCRITÓRIO

CRIE NOVAS OPORTUNIDADES!

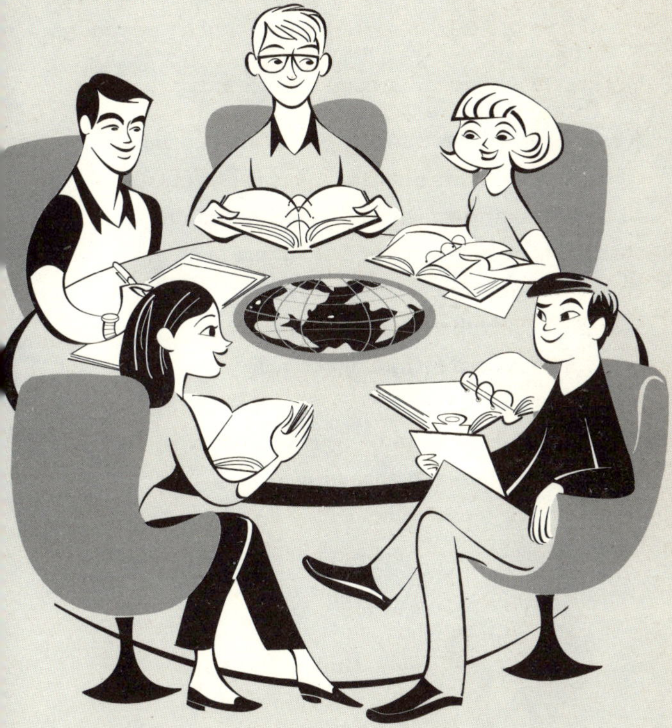

UM EQUILÍBRIO MELHOR

As energias yin e yang estão à nossa volta.
A yang é mais masculina, energética e dominante.
A yin é mais feminina, calma e sutil.

A energia yang do escritório – Se você está achando o trabalho aborrecido e sem grandes perspectivas, tente aumentar a influência da energia yang colocando na parede um quadro retratando a natureza ou um maravilhoso cartão-postal perto do computador. Coloque uma trilha sonora romântica e use uma roupa bem colorida para estimular seu lado yang.

A energia yin do escritório – Se estiver se sentindo exausto e desanimado, faça um intervalo e se concentre em arrumar a mesa. Deixe-a livre de papéis e decorada apenas com objetos que lhe tragam calma e paz, como uma pequena estátua de Buda. Ouça música suave ou instrumental, de preferência que reproduza os sons da natureza.

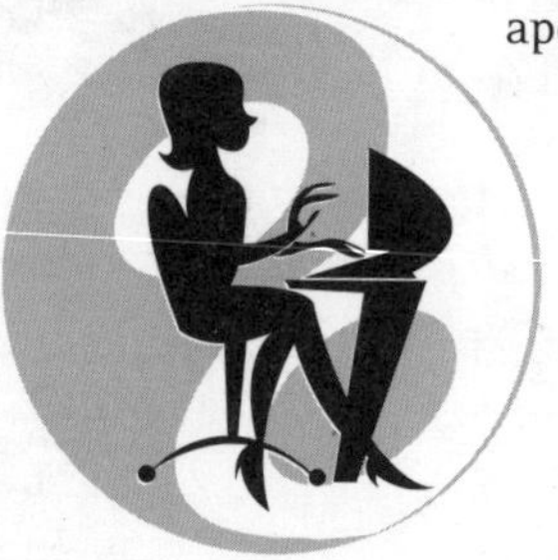

PARA COMEÇAR O DIA DE **MANEIRA CONFIANTE**

A primeira impressão é muito importante. A entrada da empresa é uma área auspiciosa, porque é o principal caminho para o chi *fluir para as instalações.*

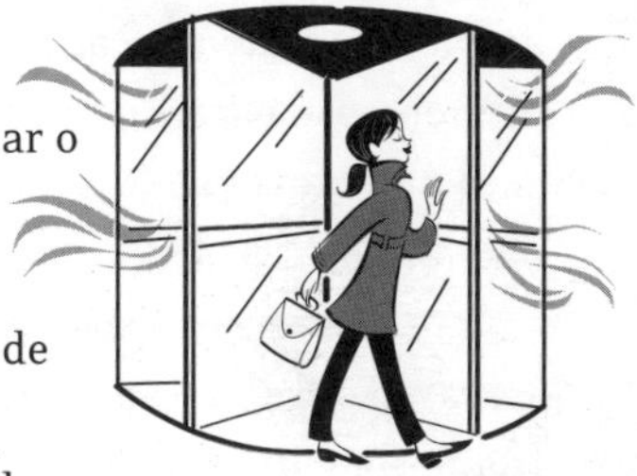

No escritório, procure usar a entrada principal para começar o dia de maneira confiante. O hall deve ser um local acolhedor, que dê a sensação de que você está protegido do mundo externo. Se tiver uma boa iluminação, atrairá bons fluidos. Não permita que as encomendas e entregas feitas pelo correio fiquem empilhadas nessa área. É importante que a recepção seja ampla e permita a fácil circulação das pessoas.

Acrescente ventiladores de teto, plantas, fontes e outros elementos naturais. Os aquários são uma contribuição valiosa, pois os peixes simbolizam riqueza, prosperidade e sorte. Coloque espelhos apenas na lateral do vestíbulo, para que o *chi* não seja refletido para o lado externo.

O BA-GUÁ DO ESCRITÓRIO

O ba-guá é uma das principais ferramentas da filosofia feng shui.

Há séculos os praticantes de feng shui vêm usando o ba-guá para mapear a circulação de energia nos ambientes e identificar quais áreas representam os diferentes aspectos de nossa vida.

O diagrama divide o espaço em nove compartimentos para analisar as forças criativas à nossa volta. Examine a planta do escritório e localize as diferentes áreas.

Para aplicar o ba-guá corretamente, alinhe a porta da frente com uma das áreas inferiores do diagrama (sabedoria, carreira ou contatos).

Veja, a seguir, algumas idéias para incrementar as nove áreas do ba-guá de seu escritório.

A área da PROSPERIDADE representa sua riqueza.

A área da FAMA representa sua relação com o mundo.

A área do AMOR representa todos os seus relacionamentos.

A área da CRIATIVIDADE representa sua habilidade de se expressar.

A área dos CONTATOS representa as pessoas que o apóiam.

A área da CARREIRA representa seu propósito de vida.

A área da SABEDORIA representa seu conhecimento de vida.

A área da SAÚDE representa a qualidade de vida – a sua e a daqueles a quem ama.

A área do EQUILÍBRIO representa como você lida com os diferentes aspectos da vida.

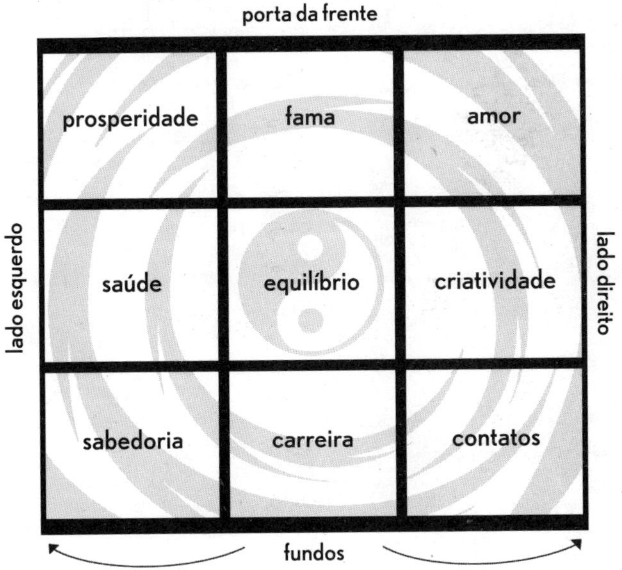

PARA INCREMENTAR
O BA-GUÁ DO ESCRITÓRIO

Você pode se surpreender como pequenas alterações em certas áreas de seu local de trabalho podem provocar mudanças profundas em sua vida. Não fique chateado se algumas idéias não se encaixarem em seu escritório. Faça as mudanças que forem possíveis.

• Uma boa iluminação pode dar vida a cantos escondidos.

• Sons agradáveis ajudam a acalmar áreas problemáticas.

• Plantas ou flores potencializam a energia circulante.

• Objetos simbólicos, como uma estátua de Buda ou algum outro ícone religioso, trazem inspiração e ordem.

• Objetos que possuem movimento, como fontes ou sinos de vento, tornam o espaço mais vibrante.

• Diplomas sobre a mesa ou na parede geram confiança.

• Pendurar um tecido colorido ou uma fotografia na parede pode ser um fator estimulante.

• Citações e afirmações inspiradoras são outras maneiras de realçar determinadas áreas do escritório.

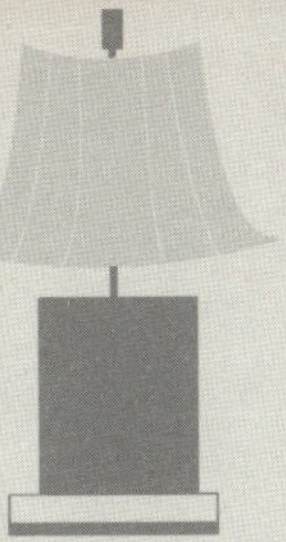
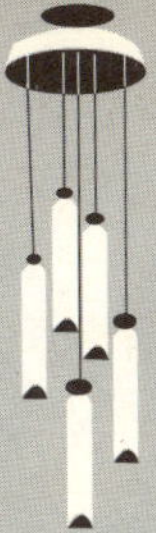

"O aprendizado
é um tesouro que
seguirá seu
dono a todos
os lugares."
– Provérbio chinês

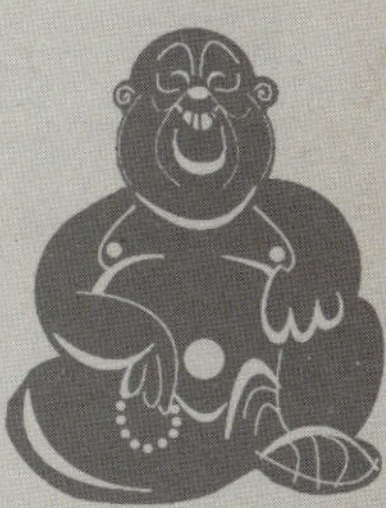
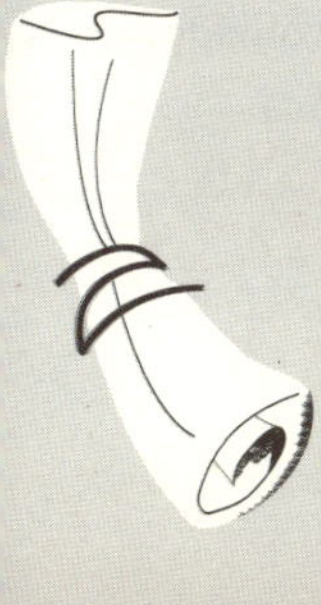
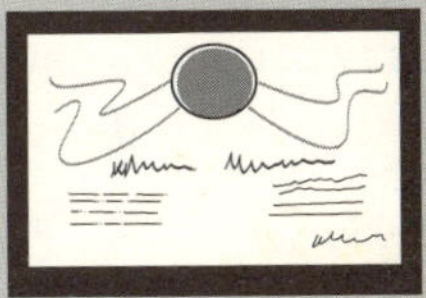
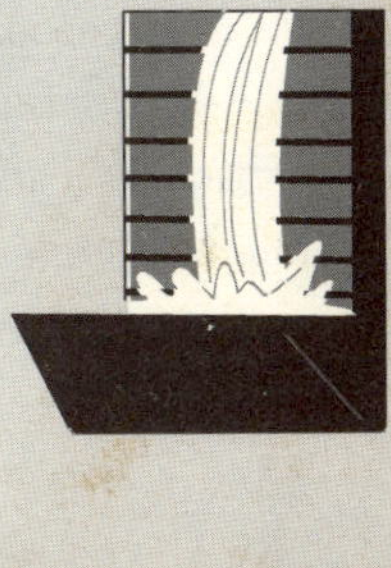

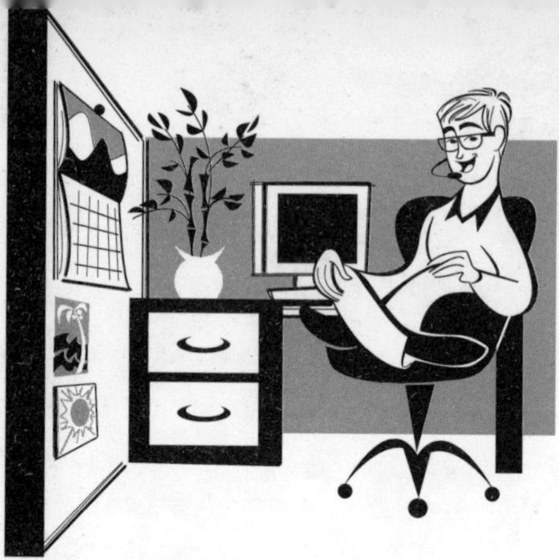

SEU ESCRITÓRIO É SEU **SEGUNDO LAR**

Mesmo que seu espaço seja pequeno e não o isole do restante do escritório, ele consegue protegê-lo do caos à sua volta.

Declare sua mesa de trabalho seu espaço pessoal, seu lar longe de casa. Coloque na mesa porta-retratos com fotos de pessoas queridas para dar um tom acolhedor.

Pendure imagens retratando a natureza para estimular a abundância e a paz de espírito. Usando objetos pequenos, o espaço vai parecer maior e você vai se sentir menos confinado.

UM ESPAÇO SAUDÁVEL

Acrescente pequenos ornamentos e torne o escritório um local mais íntimo, confortável e poderoso.

Tapetinho de boas-vindas – Coloque um tapetinho na entrada de seu local de trabalho; ele funciona como uma barreira em relação ao restante do escritório. E também vai encorajar as pessoas a se anunciarem antes de entrar. Quando você limita o número de visitas-surpresa, sua capacidade de concentração aumenta.

Colegas curiosos – Caso seu espaço fique em um local de muito movimento, é aconselhável colocar uma planta alta na entrada. Isso vai desviar de você e de seu trabalho a atenção de quem estiver passando.

Visão estimulante – Um pequeno quadro com uma cena grandiosa da natureza fará seu espaço parecer maior. Olhe para o quadro sempre que precisar relaxar. É importante não se sentir "preso" no ambiente de trabalho.

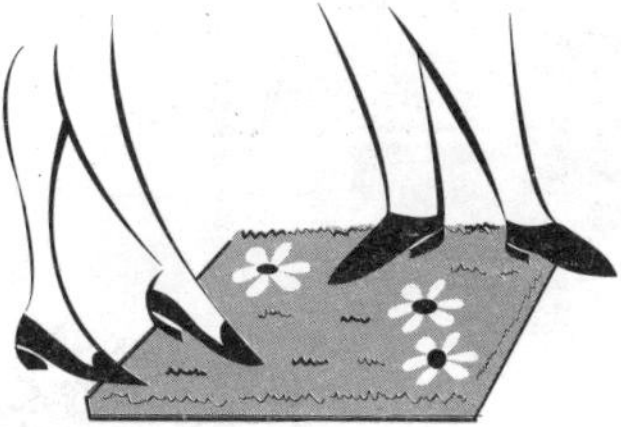

MEMÓRIA **ORGANIZADA**

Armários, prateleiras e móveis normalmente são as áreas mais negligenciadas e desorganizadas no escritório.

Como esses espaços são vistos por poucas pessoas, é fácil deixar que fiquem abandonados à própria sorte. Na filosofia feng shui, cada área de nossa vida tem a mesma importância – ou seja, cada caixa, arquivo ou papel que possuímos é mentalmente guardado em nossa memória. Para abrir espaço mental, pode ser útil organizar o que está guardado há muito tempo.

Se possível, coloque portas nas prateleiras ou cubra tudo com algum tecido de cor vibrante. Ao deixar seus arquivos menos visíveis, você vai melhorar o fluxo da energia *chi* e, por tabela, se tornar mais eficiente e sereno.

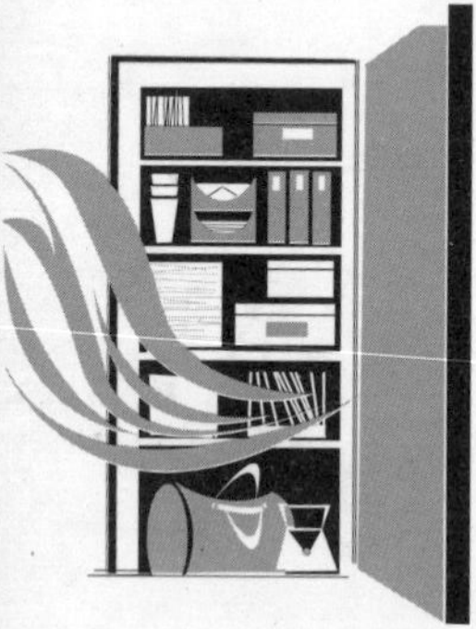

Se uma imensa pilha de arquivos estiver à vista, no subconsciente você estará classificando os itens. É importante que mesmo os papéis guardados estejam em ordem. Pelas leis do feng shui, nem sempre o que está longe dos olhos está longe do coração.

O MUNDO COLORIDO
DO FENG SHUI

As cores são ferramentas poderosas, capazes de mudar a energia de um ambiente.

VERDE é a cor das plantas e inspira o crescimento dos negócios. Tem efeito calmante e relaxante.

PRETO aumenta a atividade mental e melhora a comunicação, pois estimula a concentração e a capacidade de decisão.

VERMELHO traz fama, sorte e felicidade quando bem usado. Pelos princípios do feng shui, o vermelho é uma cor que afasta a má sorte e atrai energia positiva.

BRANCO encoraja prosperidade e abundância e tem efeito calmante no escritório. Aumenta a determinação, a clareza mental e aguça a concentração.

AMARELO e **MARROM** simbolizam a estabilidade, ajudando a manter os pés no chão. O amarelo representa o Sol e seu calor revigorante; promove sentimentos de otimismo.

Utilize o diagrama do ba-guá e o diagrama de sucesso para a mesa do trabalho para decidir onde aplicar as cores de modo a atrair inspiração.

ENERGIA **ELÉTRICA**

Todos os equipamentos elétricos geram campos eletromagnéticos.

A exposição a equipamentos eletromagnéticos e ao barulho pode drenar a sua energia, interferir na capacidade de concentração e deixá-lo irritado.

Pesquise e veja a possibilidade de comprar um ionizador para contrabalançar a poluição do ar em seu escritório. Dê uma volta em seus momentos de descanso, mas fique longe de copiadoras, faxes, impressoras, computadores e outros equipamentos elétricos.

É útil colocar uma planta ao seu lado ou entre você e o equipamento elétrico; ela ajuda a purificar o ar, a diminuir o nível de ruído e a energizar o seu *chi*. Como os barulhos do cotidiano são perturbadores, sempre que possível desligue o equipamento que não estiver sendo usado.

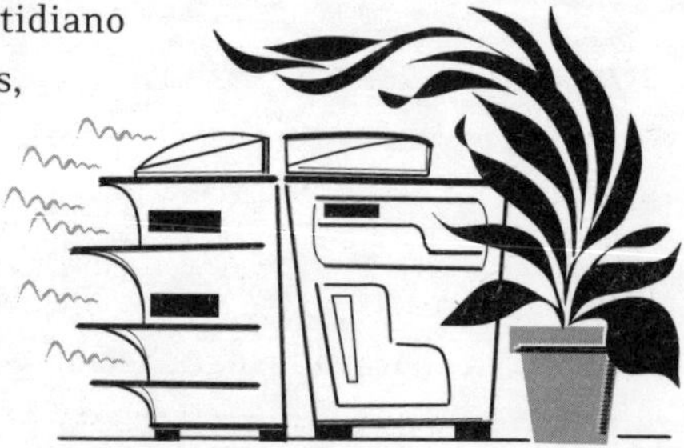

ILUMINE SUA VIDA

Lâmpadas fluorescentes geralmente causam cansaço e irritação.

Se você puder escolher o tipo de iluminação do escritório, opte por lâmpadas fluorescentes de luz amarela. Não sendo possível, coloque em sua mesa uma luminária com lâmpada incandescente para criar em sua área de trabalho uma luz suave que não force a vista e ajude a manter a concentração.

Coloque a luminária de modo que não faça sombra sobre a área de trabalho. Se for ajustável, ilumine os cantos escuros onde o *chi* poderá está estagnado. Tente evitar reflexos na tela do computador, pois incomodam os olhos. De acordo com a filosofia feng shui, o brilho afasta o *chi* positivo. Uma iluminação adequada pode aliviar dores de cabeça e irritação nos olhos.

> *"Ter sucesso é conseguir o que você quer; felicidade é querer o que você consegue."* – Dale Carnegie

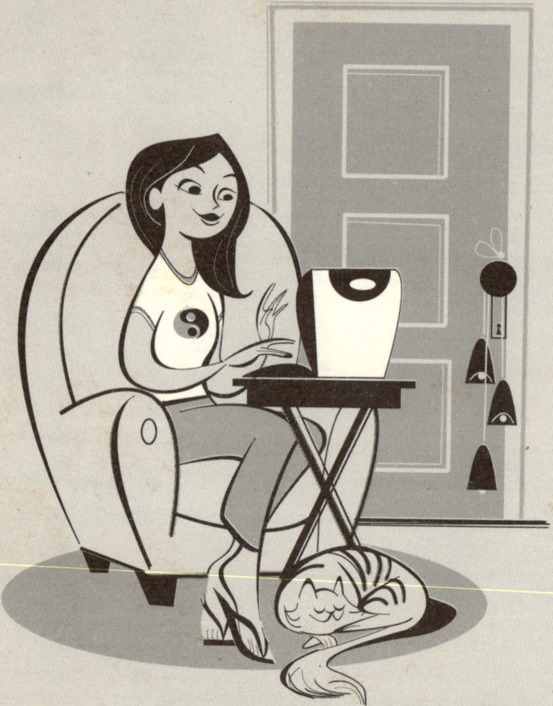

TRABALHANDO **EM CASA**

Expediente. Se você montou um escritório em casa, estabeleça um horário e o respeite. Tanto faz se você vai trabalhar no período da manhã, da tarde ou da noite; o importante é cumprir o que estabeleceu. Isso evitará que você fique tentado a adiantar o serviço nas horas de folga e ajudará seus filhos a respeitarem mais sua privacidade. Vale até colocar um aviso na porta com o horário de trabalho.

Não perturbe. Quando estiver trabalhando em casa, coloque na entrada do escritório um cartaz de "não perturbe" para garantir sua calma e sossego. Só assim você vai conseguir se concentrar no trabalho.

Sinos de vento para atrair bons negócios. A filosofia feng shui diz que um sino de vento pendurado na porta do escritório pode melhorar os negócios. Um modelo pequeno que soe quando alguém entrar pode ajudar sua mente a assumir uma atitude mais empreendedora.

> *"Não viva no passado, não sonhe com o futuro, concentre a mente no momento presente."* – Buda

Capítulo 5

FENG SHUI PARA VIAGEM

ESTIMULE SEUS SONHOS!

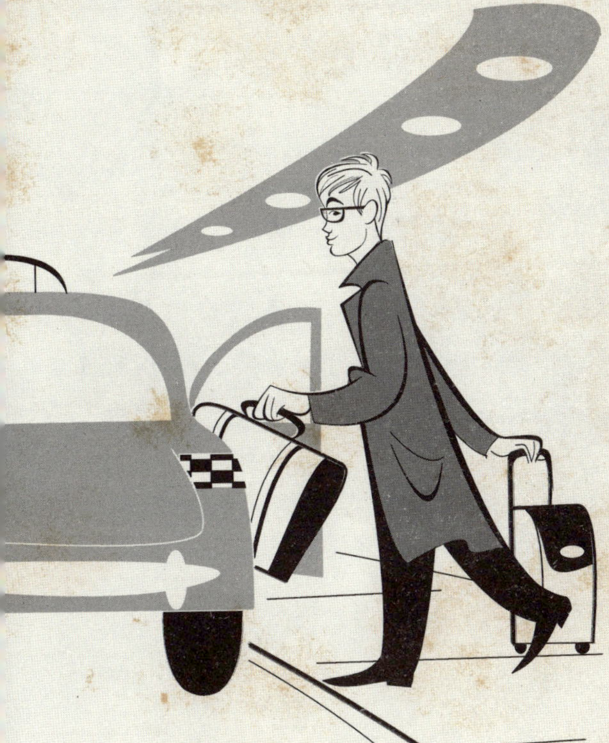

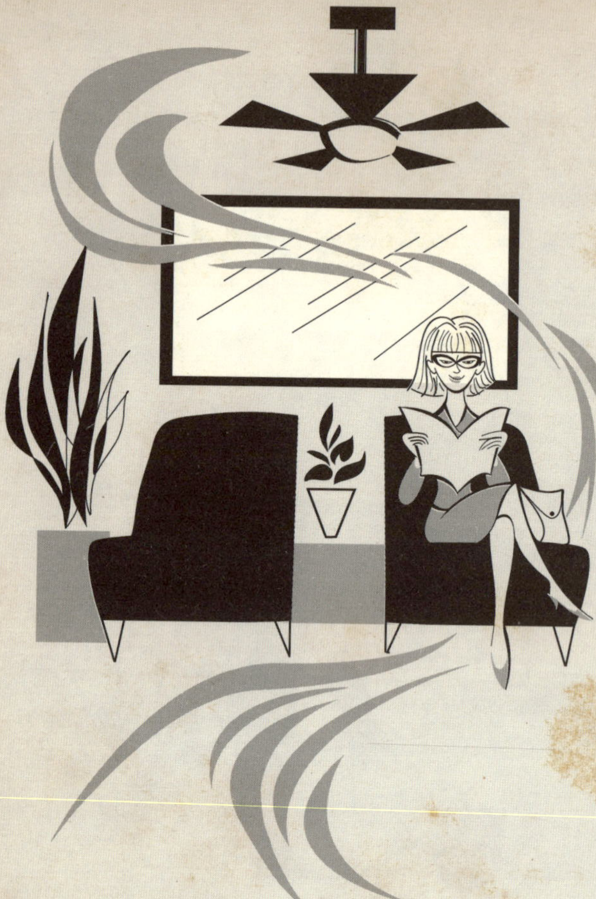

O FLUXO DO *CHI*

A energia chi *circula no ambiente como riachos invisíveis.*

Ande pelo escritório e tente perceber o fluxo da energia *chi*. Em algumas áreas você sentirá conforto, limpeza e organização, enquanto em outras a sensação será de desconforto, pois o *chi* está preso no caos e na bagunça.

Essa energia parada pode trazer má sorte, doenças e desânimo. Treine seu olhar para saber onde o *chi* ruim está acumulado. Por exemplo, cantos escuros, mobília mal arrumada, coisas empilhadas e sujas.

Uma vez que você consiga identificar onde o *chi* está bloqueado, poderá aplicar técnicas simples, como as sugeridas no diagrama de sucesso para a mesa do trabalho e no ba-guá do escritório, e acrescentar acessórios que enriqueçam o ambiente, como ventiladores de teto, luminárias, belas plantas e enfeites.

> *"Acredito muito na sorte. E percebo que, quanto mais trabalho, mais sorte tenho."*
> – Thomas Jefferson

YIN E YANG PARA QUEM **TRABALHA NA RUA**

Tente manter a paz de espírito naqueles dias cheios de idas e vindas e compromissos. Quando se está fora do escritório, ajuda muito fazer uma pausa revigorante.

Para se acalmar. Renove sua energia yin sentando-se por um momento. Tome um chá calmante, equilibre seu fluxo de energia e se concentre em voltar a um estado de serenidade. Respire fundo algumas vezes e deixe o corpo relaxar. Solte os ombros e diminua o ritmo dos pensamentos.

Para se energizar. Para revigorar sua energia yang, ande de maneira firme e ereta para "despertar" seu corpo. Respire fundo e perceba a mente mais alerta a cada expiração. Quando você renova o entusiasmo, consegue lidar melhor com suas tarefas.

> *"Quando há determinação, não há obstáculo."*
> – Anônimo

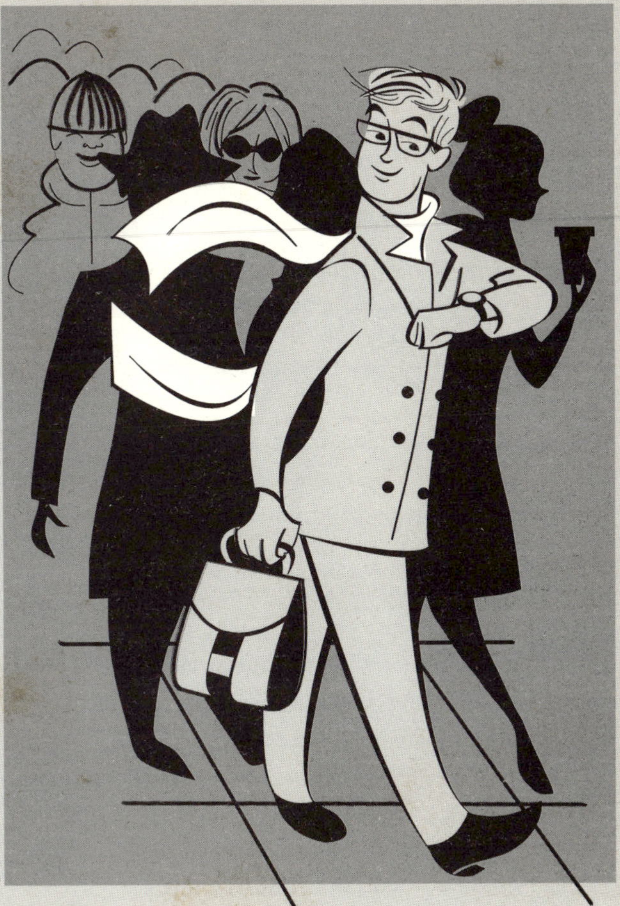

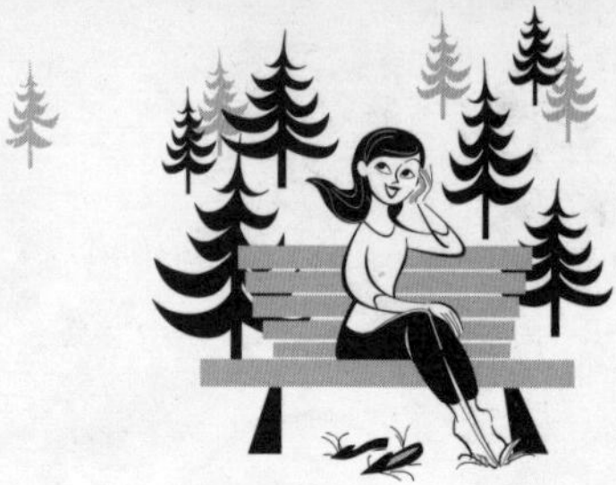

CELULAR SEM ESTRESSE

O celular faz parte do seu negócio, principalmente quando você está fora do escritório.

É essencial que o celular se encaixe confortavelmente na sua mão, que a bateria seja de longa duração, que tenha o recurso viva-voz e também fone de ouvido, para evitar dores no pescoço. Quando estiver na rua, tente não se distrair ao dar um telefonema.

O celular é um teste para a paciência, pois são comuns as ligações em horas impróprias. É importante tentar não perturbar as outras pessoas com toques estridentes e conversas em voz alta.

A harmonia do feng shui afeta todas as áreas de sua vida e das pessoas com quem você interage. Quando estiver viajando, desligue o telefone por alguns momentos, para poder relaxar e ter um tempo só para você.

APLIQUE O FENG SHUI **EM SUA PASTA**

Quando você está fora da empresa, sua pasta é uma extensão – sua e do escritório.

Se você for comprar uma bolsa ou pasta de trabalho nova, a cor preta é uma boa opção; ela representa sucesso e dinheiro no feng shui. Se tiver fivelas e peças de metal, melhor ainda. Quando o preto está em conjunto com algum metal, o simbolismo é ainda mais promissor – por isso, procure um modelo preto com muitas fivelas.

Mantenha em ordem seu escritório portátil, com o material necessário para suas reuniões, além de uma bateria de celular extra, alguma coisa para beliscar e uma garrafa de água mineral.

Uma pasta cheia de coisas inúteis bloqueia o *chi* positivo e isso pode influenciar negativamente seus negócios. Tenha sempre à mão fotos das pessoas queridas ou uma mensagem inspiradora para lhe dar confiança. Isso traz bons fluidos.

> *"Um coração feliz é melhor do que uma bolsa cheia."*
> – Provérbio italiano

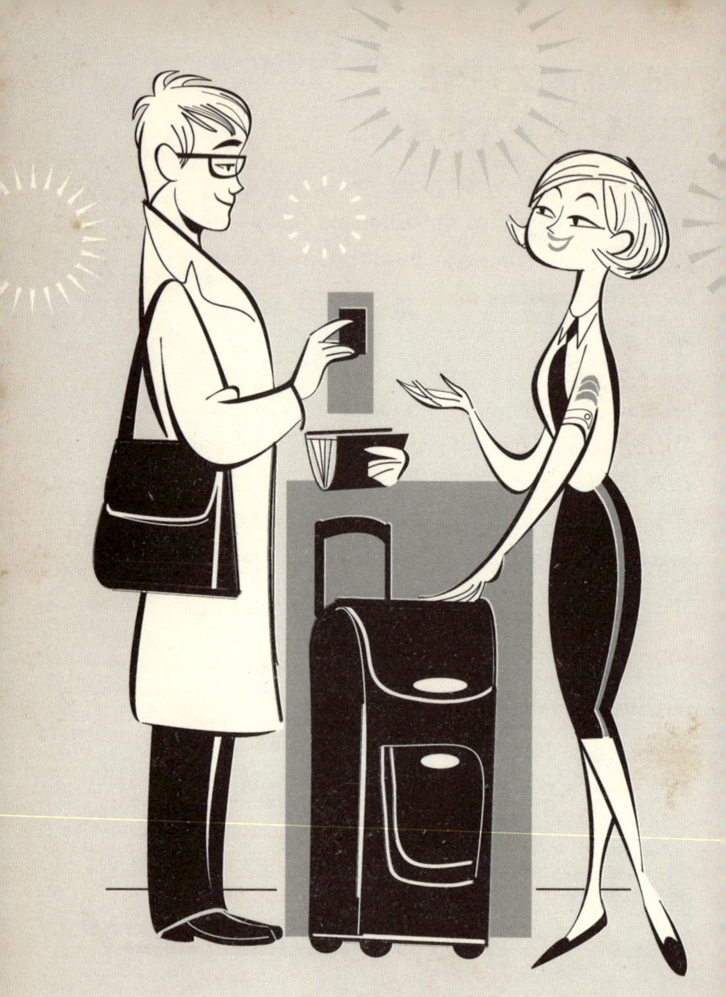

ORGANIZE-SE
COM ANTECEDÊNCIA

Para que a viagem de trabalho seja agradável, faça um planejamento detalhado, diminuindo assim o número de imprevistos.

• Deixe à mão a passagem e os documentos (passaporte e identidade).

• Providencie todos os nomes, endereços e telefones necessários para seus encontros de negócios.

• Verifique se todos os detalhes referentes à hospedagem foram providenciados.

• Você tem alguma necessidade especial? Talvez seja bom levar o nome de um bom massagista ou de um estúdio de ginástica ou ioga.

• Tenha à mão dinheiro trocado para gorjetas e pequenas despesas.

> *"Um homem sábio cria mais oportunidades do que encontra."*
> – Francis Bacon

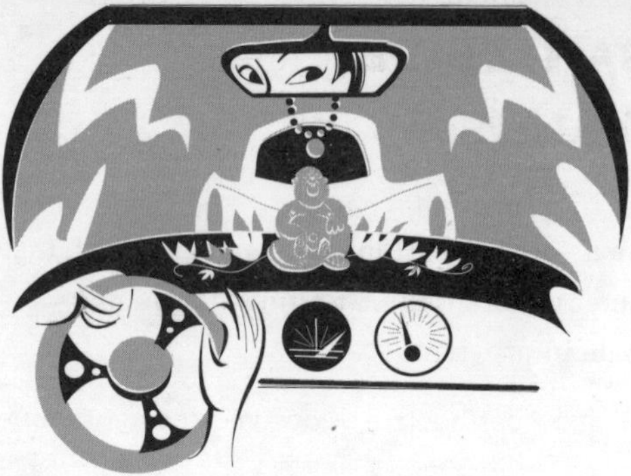

MANTENDO A SERENIDADE **NO TRÂNSITO**

Imagine o tempo que você passa no carro como uma oportunidade para relaxar.

É contraproducente chegar estressado ou esgotado ao trabalho ou a reuniões. Para evitar esse tipo de situação, é recomendável equipar seu automóvel com alguns itens básicos de escritório, além de coisas para beliscar e para beber.

Tenha uma seleção de CDs com músicas relaxantes e mantenha uma muda de roupa, caso precise se trocar no meio do dia. E não esqueça de manter o carro limpo por dentro e por fora. Você vai se sentir revigorado.

PENSANDO EM TODOS **OS DETALHES**

Para um almoço de negócios, escolha um local de onde possa ver a porta de entrada e ficar de costas para a parede.

Chegando ao restaurante, avalie a localização das mesas e a arrumação do ambiente. Para ficar mais à vontade, escolha uma mesa afastada de áreas com muito movimento, especialmente a porta da cozinha.

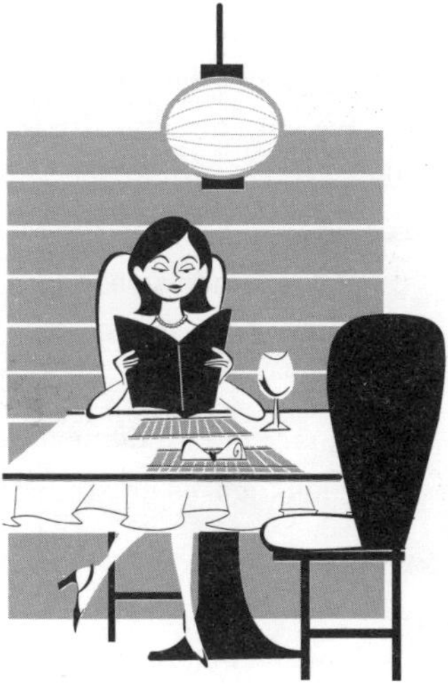

Se possível, chegue cedo e se apresente ao maître ou ao gerente. Diga-lhe o quanto é importante que você e seus clientes se sintam à vontade. Você deseja estar confortável e no controle da situação.

> *"Ouço e esqueço; vejo e lembro; faço e aprendo."*
> – Confúcio

REENERGIZANDO O **QUARTO DE HOTEL**

Em viagens, é uma boa idéia levar objetos pessoais para se sentir em casa no quarto de hotel.

Acredite em sua intuição e dedique-se a transformar o quarto de hotel em um espaço mais personalizado e que atraia bons fluidos. Velas e incensos ajudam a limpar a energia dos hóspedes anteriores e permitem que você relaxe. Mas não hesite em trocar os móveis de lugar para ter mais conforto.

Se possível, coloque a mesa de trabalho na direção da porta. Leve um CD de música suave para ouvir – afinal, nada mais relaxante do que ouvir seu som preferido. Monte uma espécie de altar e coloque flores, objetos pessoais e fotos das pessoas queridas. E não se esqueça de manter a porta do banheiro sempre fechada, para a sorte não descer pelo vaso sanitário.

Num ato de doação e devoção, ao ir embora deixe o quarto em ordem, com os móveis nos lugares originais, para ajudar a camareira.

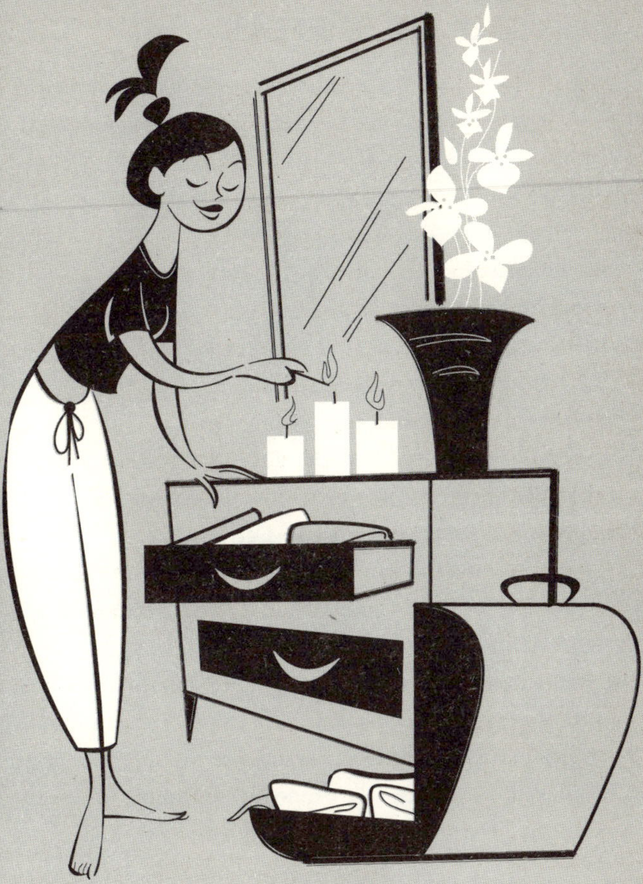

A IMPORTÂNCIA DO **CARTÃO DE VISITAS**

Crie um cartão de visitas atraente, que tenha impacto visual.

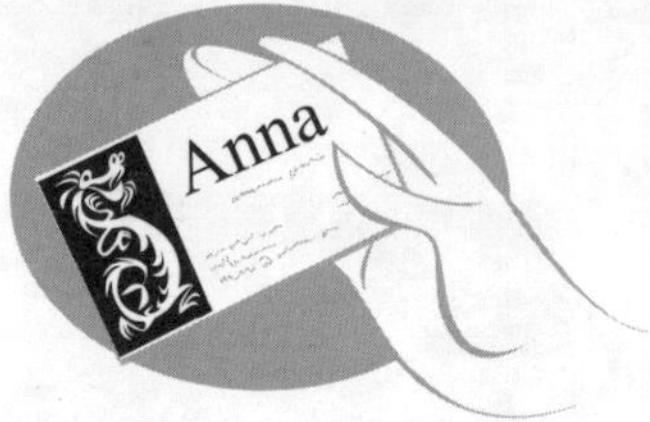

No Japão, o *meishi* (cartão de visitas) é considerado um importante símbolo para o funcionário e para a empresa. O logotipo da companhia tem um *chi* poderoso. Se puder desenhar seu próprio cartão, ótimo. O design e o logotipo devem incorporar símbolos de boa sorte e que transmitam o sentimento de amizade, sucesso e prosperidade.

Na China, o dragão é um dos principais símbolos usados. Como as logomarcas são percebidas antes que se preste atenção a elas racionalmente – o desenho permanece na mente das pessoas –, é preciso que sua mensagem possa ser positiva para que seu negócio seja considerado profissional e digno de confiança. Ofereça seu cartão de visitas com entusiasmo e boa vontade.

FENG SHUI NO **AEROPORTO**

Esperar por um vôo deixa as pessoas irritadas.

Pode ser que esta não seja a sua realidade, mas, em geral, é preciso chegar cedo ao aeroporto e procurar manter a calma. Enquanto espera na fila do check-in, coloque as malas no chão e faça a posição preparatória do tai chi chuan: em pé, com os dois pés firmes no chão, distribua o peso do corpo igualmente. Relaxe o corpo e a mente e tente perceber se há tensão nos ombros ou em outras partes do corpo.

Ao segurar a bagagem, distribua bem o peso e dobre os joelhos, mantendo o corpo ereto e o peito aberto. Concentre-se em seus movimentos e na respiração e espere a sua vez de ser atendido. Respire fundo cada vez que se sentir cansado e impaciente.

Considere as filas como pausas não planejadas. Aproveite para rever a agenda. Se você dominar a arte de esperar, vai ficar ansioso pelas pausas do aeroporto.

> *"Não faça com as outras pessoas o que não deseja que façam com você."*
> – Confúcio

TAI CHI NO **AVIÃO**

Fazer exercícios durante os vôos mais longos evita dores na chegada.

Diversão energizada. Mesmo sentado, aproveite para se movimentar. Faça círculos amplos com os pés, um de cada vez. Sinta a energia *chi* subindo dos pés para o restante do corpo. Lembre-se de relaxar e respirar enquanto se alonga.

Nadando sentado. Para ajudar a aliviar a tensão muscular no pescoço e nos ombros provocada pelo peso da bagagem, alongue os ombros em círculos amplos, como se estivesse nadando, um ombro de cada vez. Movimente-se devagar, relaxe e respire, sentindo alívio na parte superior do corpo. Faça o movimento também no sentido contrário.

> *"Os professores abrem a porta, mas você deve entrar sozinho."*
> – Provérbio chinês

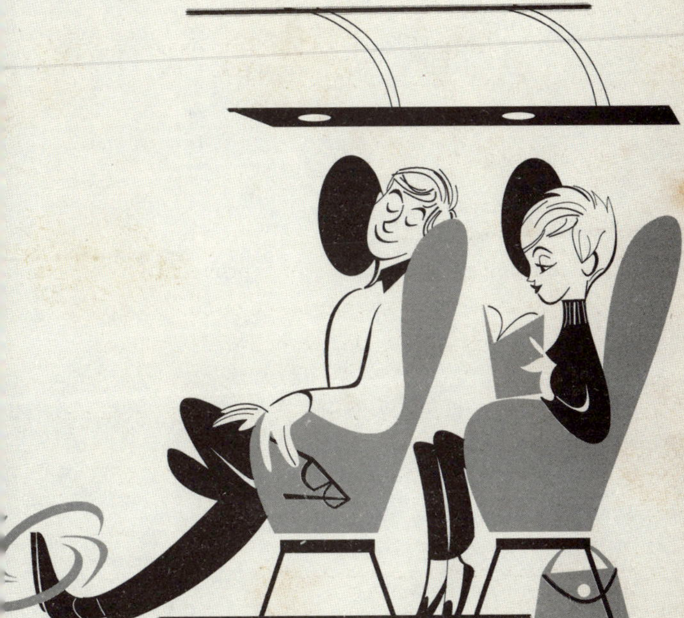

SOBRE OS AUTORES

Darrin Zeer é consultor internacional de empresas como 3M, Four Seasons Hotels and Resorts, CNN e Food Bank na área de relaxamento no trabalho. Autor de *Ioga no trabalho*, *Office Spa* (Spa no trabalho), *Everyday Calm* (Calma no dia-a-dia) e *Lover's Yoga* (Ioga do amor), costuma liderar workshops sobre como aliviar o estresse na vida pessoal e profissional. Darrin passou sete anos na Ásia, viajando e estudando diversas artes de cura orientais, ioga e meditação. Hoje, ele vive na Califórnia. Para maiores informações, visite o site **www.relaxyoga.com**

Frank Montagna é ilustrador freelancer e mora em Los Angeles. Em seu portfólio estão diversas publicações, incluindo o livro *Office Spa*, de Darrin, as revistas *New York*, *Cosmo Girl!* e *Modern Bride* e o jornal *The Wall Street Journal*. Já fez trabalhos de animação para a Disney Feature Animation e para a MTV.

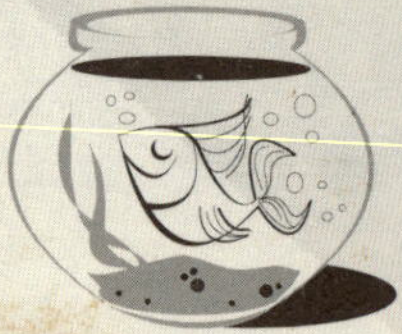

TENHA **“PRAZER EM DOBRO”** NO TRABALHO...

paz e alegria, com sucesso ilimitado!

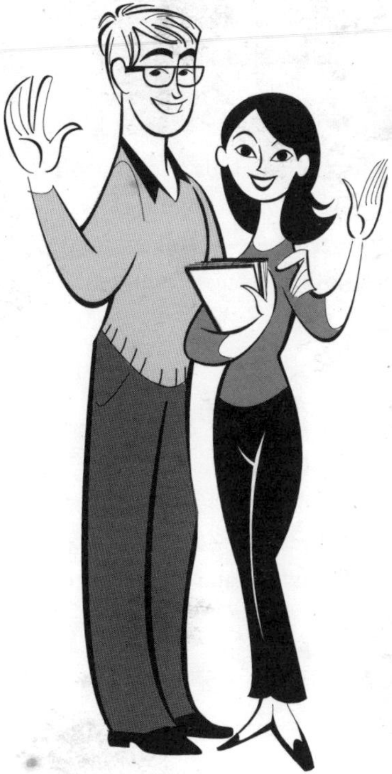

INFORMAÇÕES SOBRE OS PRÓXIMOS LANÇAMENTOS

Para receber informações sobre os lançamentos da EDITORA SEXTANTE, basta cadastrar-se diretamente no site www.sextante.com.br

Para saber mais sobre nossos títulos e autores, e enviar seus comentários sobre este livro, visite nosso site www.sextante.com.br ou mande um e-mail para atendimento@esextante.com.br

EDITORA SEXTANTE

Rua Voluntários da Pátria, 45 / 1.404 - Botafogo

Rio de Janeiro - RJ - 22270-000 - Brasil

Telefone: (21) 2286-9944 - Fax: (21) 2286-9244

E-mail: atendimento@esextante.com.br